W0317916

Attilio Speciani
Francesca Speciani

Superare le intolleranze alimentari

Una guida per tornare a mangiare dedicata ad allergici e intolleranti

Con i menu stagionali e oltre 80 ricette

tecniche nuove

Redazione: tel. 0239090254 - 0239090257, fax 0239090255
e-mail: libri@tecnichenuove.com
Vendite: tel. 0239090319 - 0239090251, fax 0239090373
e-mail: venditelibri@tecnichenuove.com
http: //www.tecnichenuove.com

ISBN 88 481 1572 1

Progetto grafico: Franco Beretta

Stampa: Rotolito Lombarda, Pioltello (MI)
Finito di stampare nel mese di ottobre 2003
Printed in Italy

Supplemento al n° 7 - ottobre 2003 della rivista ***Farmacia News*** - ISSN 1121-1350
Direttore responsabile: Giuseppe Nardella
Registrazione Tribunale di Milano n. 313 del 23/4/91
Iscrizione nel Registro Nazionale della Stampa n. 630 vol. 7 foglio 233 del 16/12/1982

Pubblicazione vendibile nelle farmacie ai sensi dell'art. 7 della legge n. 67 del 25/2/1987

Indice

Capitolo 1
Una dieta contro l'intolleranza: per chi?

Da dieci anni Marta ha frequenti attacchi di emicrania che la costringono a letto per uno o due giorni. Ha provato diverse cure e numerosi specialisti, poi si è sottoposta a un test per la diagnosi delle intolleranze alimentari, ha seguito una dieta e nel giro di un mese ha visto i primi risultati. Ha proseguito la dieta, con alcune pause, per poco meno di un anno e gli attacchi si sono rarefatti fino a scomparire del tutto.
Luca è un maratoneta. Per anni ha cercato di superare il suo record personale senza riuscirvi, finché ha scoperto di avere alcune intolleranze alimentari. Ha apportato alcune modifiche alla sua dieta e ora al suo impegno corrispondono successi sempre più incoraggianti.
A 33 anni Elena soffre di mal di pancia da quando era bambina. Si considera una colitica senza speranza. Ma da quando la sua amica Laura le ha parlato di come, con alcune variazioni alla dieta, è guarita dalla dermatite che fino a qualche mese prima la devastava, si è documentata e ora vede il suo disturbo in un'ottica completamente nuova.

Sono numerosi i disturbi e le patologie, anche gravi, che possono guarire, o almeno migliorare, grazie a una dieta mirata. Oltre ai casi appena citati, l'esperienza clinica ci insegna che una quantità di infezioni ricorrenti, dalle cistiti alle affezioni respiratorie catarrali, dalla fibromialgia alla colite ulcerosa, rispondono alle correzioni alimentari basate sulla diagnosi delle ipersensibilità individuali, più facilmente e stabilmente che a molte terapie farmacologiche. Inoltre, in molti casi in cui i farmaci smettono di dare risultati, la dieta, riequilibrando l'organismo, li rimette in grado di agire. Il mondo scientifico non accetta ancora completamente questo approccio, ma oggi esistono numerose ricerche a sostegno dei successi clinici ottenuti sul campo. Mentre parte del mondo medico continua nel suo miope ostracismo sul tema delle intolleranze alimentari, ormai non esiste quasi nessuno, tra i non addetti, che non ne abbia sentito parlare. Talvolta in modo minaccioso: cibi eliminati a vita, diete così complicate che riesce impossibile seguirle, persone che da anni mangiano sempre le stesse tre cose... Questo libro nasce con l'idea di mostrare che non c'è niente di più falso. Di intolleranza si può guarire, e soprattutto si guarisce mangiando.

'Svezzarsi' dall'intolleranza

Curare un'intolleranza offre una quantità di vantaggi per il benessere individuale, ma l'obiettivo finale deve essere quello di tornare a mangiare. Di tutto, con piacere e con maggiore varietà di prima. È ormai provato, infatti, che le diete di eliminazione (uno degli strumenti più usati alle origini della storia delle intolleranze alimentari) sono pericolose e soprattutto non conducono alla guarigione, perché rendono l'organismo ancora più indifeso di fronte agli alimenti verso i quali ha già manifestato una reattività.
Recuperare la tolleranza si può e la dieta di rotazione che abbiamo messo a punto presso la SMA di Milano nel corso di anni di ricerca è lo strumento più adeguato. Ma occorre intraprendere un cammino che per molti versi è simile allo svezzamento: non a caso la dieta media si protrae per un tempo di circa 6-12 mesi, che è proprio il tempo necessario perché il lattante impari a mangiare (e ad assimilare) di tutto.

In questo volume dedichiamo solo uno spazio minimo ai principi teorici sui quali si basa la dieta per chi soffre di allergie o di intolleranze, principi per i quali il lettore può fare riferimento al libro *Le allergie: cause, diagnosi, terapie* (Tecniche Nuove) o al manuale per medici *Guarire le intolleranze* di prossima pubblicazione presso lo stesso editore. Ci concentriamo invece sugli strumenti pratici per curarsi con la dieta seguendo senza eccessiva fatica un'alimentazione variata e piacevole.
Questo libro è dunque dedicato a chi sa già di avere un'intolleranza, o avverte un sovraccarico alimentare, e vuole portare a termine la sua dieta evitando di ricalcare schemi di sofferenza inutile. Per il successo della cura, ci teniamo a sottolinearlo, è necessario che la dieta per il recupero della tolleranza sia se-

guita da un medico, non solo nella fase di individuazione delle reattività individuali ma anche nella scelta degli alimenti da sottoporre a rotazione, delle modalità e dei tempi da adottare. Solo un medico esperto infatti può indicare correttamente in quali quantità e quanto spesso possano essere assunti i cibi da ruotare, e soprattutto quali reazioni vadano considerate segnali incoraggianti o non, piuttosto, indicazioni che occorre fare un passo indietro. Questa è la prassi seguita in tutti i centri DRIA che operano in affiliazione con la SMA, dove è stato inizialmente messo a punto e poi affinato nel tempo il test DRIA. (È possibile trovare un elenco regolarmente aggiornato delle strutture dove è possibile effettuarlo e sottoporsi alla dieta con la supervisione di un medico esperto, visitando il sito internet http://www.eurosalus.com e inserendo nel motore di ricerca interno le parole 'DRIA and Italia'.)

Il test DRIA

Nell'organismo umano esiste un riflesso particolare, e documentato, che determina una caduta della forza muscolare in presenza di una reattività alimentare (intolleranza) e di un'allergia. Questa reazione si manifesta quando la sostanza responsabile viene posta a contatto con la mucosa respiratoria o sublinguale. Nel test DRIA (Driatec ®) un computer analizza le variazioni del riflesso e consente in pratica di 'leggere' cosa è avvenuto all'interno di quello specifico organismo, cioè nel miglior laboratorio di noi stessi che abbiamo a disposizione. Il contatto con la mucosa orale di un'opportuna soluzione di alimento è in grado di determinare una caduta di forza muscolare, che si ripete a ogni prova con lo stesso alimento; tale variazione di forza viene registrata da un computer.

In pratica si fa sedere il paziente su un seggiolone studiato per permettere a chiunque, dai bambini di 5-6 anni agli atleti, di mantenere una posizione corretta; si lega la caviglia a una cinghia collegata a una cella di carico e a un computer e si chiede al paziente di eseguire uno sforzo pari a circa il 50% della forza del quadricipite femorale (il muscolo della coscia). Durante l'esecuzione di questo sforzo, cioè mentre il paziente mantiene contratto il muscolo, gli viene versata in bocca con un contagocce una soluzione di alimento. In questo modo vengono successivamente testati tutti i cibi più comuni, dal latte alla farina, dall'uovo alle carni e agli oli. Un test base, della durata di un'ora circa, analizza la risposta a circa trenta diversi alimenti, compresi i più frequenti conservanti e coloranti (vedi tabella a pag. 54).

Una dieta contro l'intolleranza: per chi?

L'analisi della variazione di forza consente di ipotizzare la presenza di un'intolleranza alimentare nell'organismo dell'individuo sottoposto al test. Per rispondere alla prova, infatti, il sistema immunitario usa, nei confronti della sostanza alimentare testata, la propria completa dotazione di anticorpi, cellule immunitarie, citochine, cellule memoria, interferenze nervose e tutto ciò che ha a disposizione, evidenziando infine la tolleranza o l'intolleranza nei confronti di quell'alimento nelle condizioni e nel momento precisi in cui è stata effettuata la prova.
Quando l'esito del test è positivo per una sostanza (per esempio il latte), è importante sottolineare che nel corso dell'esecuzione quella sostanza è ripetuta più volte a insaputa del paziente, e che tutte le volte segnala una variazione del tracciato sul computer. La stessa caduta di forza viene inoltre confrontata nel corso del test anche con altre sostanze neutre (placebo), sempre a insaputa del paziente. In alcuni casi, il test dà un esito formalmente negativo, ma la lettura dei dati ricavati dal computer (per esempio una curva solo lievemente alterata) confrontata con i dati clinici del paziente, può portare il medico a dare una serie di indicazioni dietetiche che tengano conto di alcune categorie alimentari 'a rischio', quali per esempio i latticini o i grassi vegetali.

Oltre al DRIA, esistono vari test per la valutazione delle intolleranze alimentari. A differenza dei test allergologici classici (RAST, PRICK, PRIST, ottimi strumenti per la diagnosi delle allergie ma non idonei alla valutazione delle intolleranze), si tratta di test non convenzionali, quindi attualmente non offerti dal Servizio Sanitario Nazionale. Alcuni di questi, come il test DRIA e il test di Kondo (test di proliferazione linfocitaria periferica) possono però contare sul sostegno di notevoli lavori scientifici. Altri, come il test muscolare kinesiologico, il Citotossico o il Vega test, sono molto utilizzati e hanno quindi raggiunto una discreta popolarità nel pubblico. Indipendentemente dall'attendibilità dei loro risultati, noi crediamo che il punto determinante non sia tanto il test eseguito quanto la capacità del medico o dell'allergologo di interpretarne correttamente i risultati e di applicarli alla realtà clinica del paziente. Per questo, come abbiamo detto, riteniamo fondamentale che, di fronte a un'intolleranza, sia un medico a prendersi la responsabilità della diagnosi e soprattutto del progetto terapeutico. Detto questo, la dieta per il recupero della tolleranza che trovate in questo libro è applicabile alle intolleranze verso gli alimenti segnalati, qualunque sia il test con il quale sono state diagnosticate.

Allergia, intolleranza e sovraccarico

In tutti i Paesi industrializzati, da circa 25 anni, al continuo calo delle patologie infettive corrisponde un incremento costante dei fenomeni allergici. La crescita delle patologie allergiche, tuttavia, non appare tanto come un'alterazione o un difetto dell'organismo, quanto come la scomparsa dei dispositivi di regolazione del sistema immunitario, costretto a esprimersi in direzioni diverse da quelle tradizionali. In caso di perdita di controllo, i normali meccanismi di difesa - che di solito si manifestano con una reazione infiammatoria controllata - possono diventare così intensi da produrre danni all'intero organismo. Allergia e intolleranza, dunque, sono entrambe espressione della reattività - e quindi del funzionamento - del sistema immunitario. Talvolta sfumano una nell'altra e si influenzano a vicenda, ma si differenziano per alcune caratteristiche specifiche (vedi box). In un momento delicato come questo, in cui le patologie infiammatorie e immunologiche stanno crescendo sempre di più tra la popolazione, le possibilità terapeutiche ottenibili intervenendo sull'alimentazione non possono che essere valorizzate.
Le condizioni tipiche dell'allergia sono rispettate dalla maggior parte delle allergie respiratorie (raffreddore da fieno primaverile, asma da acari della polvere, congiuntivite da composite, eccetera). La reazione di intolleranza, invece, somiglia per certi aspetti a un avvelenamento lento ed è determinata dall'intervento di cellule o anticorpi diversi dalle IgE. In pratica l'organismo riconosce il 'nemico', lo 'tiene d'occhio' cercando di limitare i danni, e 'scoppia' solo se

Allergia e intolleranza

Allergia

È immediata: compare nel giro di pochi minuti, raramente entro qualche ora, dal contatto con la sostanza. Implica l'intervento delle Immunoglobuline E (IgE) e dei mastociti (molecole del sistema immunitario). Qualunque reazione che determini gli stessi sintomi di un'allergia ma non contempli l'intervento di IgE e mastociti non può essere considerata allergia.

Intolleranza

È per lo più una reazione lenta, che insorge ore o giorni dopo l'assunzione della sostanza.
Lo scatenamento della reazione richiede l'assunzione ripetuta della sostanza per più giorni. Nell'organismo esistono infatti meccanismi di controllo che - in caso di intolleranza meglio che in caso di allergia - riescono a evitare lo 'scoppio'.

l'introduzione dell'alimento prosegue fino a oltrepassare le possibilità di controllo dell'individuo. Ancor prima di raggiungere questa situazione, tuttavia, alcuni disturbi possono manifestarsi come conseguenza di un sovraccarico alimentare. Questo avviene quando un cibo viene usato in eccesso (rispetto all'adattabilità propria di ciascuno) o in modo sistematico, senza lasciare all'organismo la possibilità di una pausa. In Italia è tipico, per esempio, trovare indicazioni di sovraccarico per alimenti come il pane. Pur senza sviluppare intolleranza o allergia, alcuni disturbi generali sono nettamente migliorati dall'introduzione nella settimana di un semplice giorno 'di controllo' senza pane (vedi 'Astinenza settimanale' nel capitolo 2), nel quale il pane può essere sostituito da cibi diversi quali, per esempio, patate lesse o riso bollito e scolato, secondo l'uso orientale.

Infiammazione persistente e livello di soglia

Se l'eccesso di risposta è in alcuni casi il segnale di una reazione acuta verso una singola sostanza, sempre più frequenti sono oggi i casi di allergia legati a uno stato di infiammazione diffusa che coinvolge tutto l'organismo, rendendolo più suscettibile a ogni tipo di attacco. Questo stato, che i ricercatori chiamano 'infiammazione minima persistente', è associato sia al raggiungimento del livello di soglia (oltre il quale si verifica un punto di rottura che scatena la reazione allergica), sia allo stimolo attivo persistente prodotto sull'organismo da una serie di fattori quali agenti inquinanti, situazioni stressanti e, non ultima, la presenza di intolleranze alimentari. Tutti sappiamo cosa significhi superare il livello di soglia in relazione allo stress: possiamo gestire con piena razionalità una sequenza di eventi come una pagella piena di insufficienze, una discussione accesa all'assemblea di condominio, il tram che non arriva perché c'è stato un incidente, perfino i problemi di connessione del computer, poi basta che in ufficio non funzioni la macchina del caffè per scoppiare a piangere o per aggredire verbalmente un collega. In caso di intolleranza alimentare, il livello di soglia si supera un po' nello stesso modo: significa che se ho una reattività (non IgE mediata) per esempio nei confronti del frumento, magari non avrò sintomi oggi dopo aver mangiato la pastasciutta (che però avvia il processo infiammatorio), non avrò sintomi stasera dopo il pane che accompagna sempre la mia cena e nemmeno dopo i biscotti che sgranocchio mentre chiacchiero al telefono. Forse ancora niente dopo la brioche che mangio a colazione col caffè (grazie al processo di disintossicazione avviato durante la notte), poi però il cracker che mangio per dar sollievo al languorino di metà mattina potrebbe essere la goccia che mi fa esplodere il mal di testa. Anche quando l'assunzione di frumento non è tale da superare la soglia di tolleranza e quindi non giustifica la comparsa di sintomi evidenti, continuare a mangiarne ogni giorno è sufficiente a mantenere l'intero organismo in uno stato di infiammazione, come di costante 'preallarme'. Occorrono circa tre giorni perché l'organismo si 'ripulisca' dai fattori infiammatori che determinano i sintomi. Ma come vedremo più avanti, è sufficiente evitare il sovraccarico e il raggiungimento del livello di soglia per riportare gradualmente la situazione in equilibrio.

Le patologie da intolleranza e sovraccarico

In presenza di un qualsiasi disturbo con componente infiammatoria cronica di cui non si riesca a comprendere l'origine, non è fuori luogo pensare a una ipersensibilità alimentare nascosta, a un'alterazione dell'equilibrio alimentare o a un disturbo di tipo tossico e verificarne l'eventualità. Per la frequenza con cui questi fattori tendono a presentarsi nelle forme infiammatorie, vale sicuramente la pena di formarsi un quadro più accurato della situazione generale mediante un test per le intolleranze alimentari. Individuare un problema di questo tipo equivale in molti casi a poter guarire, o contribuire a migliorare, disturbi anche gravi grazie a una semplice dieta. A questo scopo, noi riteniamo il test DRIA uno degli strumenti più affidabili disponibili sul mercato. E l'approccio dietetico seguito nei centri DRIA, frutto di numerose ricerche e di continui aggiornamenti, è uno dei più attendibili dal punto di vista scientifico.

D'altra parte, oggi sempre più persone attente alla salute si rendono conto di un malessere prima che degeneri in patologia. In questo caso spesso si tratta di semplici sintomi da sovraccarico, quali per esempio gonfiori addominali ripetuti, segnali cutanei come la seborrea o la desquamazione di alcune zone di pelle, infiammazioni acute o chiazze di rapida scomparsa oltre che, sicuramente, del senso di difficoltà digestiva.
La sensazione diffusa di seguire una dieta varia non corrisponde a realtà nel momento in cui quasi ogni prodotto industriale contiene gli stessi ingredienti base: farina, zucchero, sale, lievito, latte in qualche forma, grassi vegetali (più o meno idrogenati). Quando introduciamo quotidianamente per anni e anni, senza un giorno di riposo, gli stessi ingredienti nell'organismo, va da sé che prima o poi il corpo si ribelli. Lo stimolo infiammatorio costante mantiene gli

organi e i vari tessuti come 'surriscaldati', quindi in una situazione di rischio. In presenza di un'infiammazione cronica, per quanto minima, qualunque attacco può trasformarsi da evento banale in malattia grave, in quanto la parte colpita avrà una reazione assai più intensa. Allergia, intolleranza, infiammazione persistente e sovraccarico configurano ovviamente diversi livelli di gravità, che co-

Sintomi e patologie connessi alle intolleranze alimentari

Se i sintomi delle allergie sono percepibili abbastanza direttamente, quelli delle intolleranze spesso sono meno immediatamente identificabili all'interno di un rapporto di causa-effetto. Le patologie riportate di seguito (suddivise per apparato) appaiono comunque tra quelle più frequentemente collegate a un'ipersensibilità alimentare. Per molte esiste una ricca documentazione scientifica, mentre per altre il rapporto con l'intolleranza alimentare è stato solo suggerito da alcuni ricercatori.

✓ *Sistema nervoso centrale:* depressione, sonnolenza, affaticamento, ansia, iperattività, difficoltà di concentrazione, vertigini, cefalea, emicrania, malattie demielinizzanti.

✓ *Orecchio e udito:* dolore, ronzio auricolare, perdita di udito, aumentata sensibilità ai suoni.

✓ *Naso e olfatto:* starnuti, olfatto ridotto o aumentato, prurito, sinusite, poliposi, recidiva di poliposi dei seni nasali e paranasali, ipertrofia dei turbinati, adenoidi ipertrofiche.

✓ *Bocca e gola:* gengive gonfie, difficoltà di deglutizione, faringite o laringite, raucedine, afte.

✓ *Polmoni:* difficoltà di respirazione, asma, tosse.

✓ *Apparato gastrointestinale:* gonfiore, nausea, dolori addominali, reflusso gastroesofageo, crampi, diarrea, colite, flatulenza, meteorismo, eruttazioni, morbo di Crohn, colite ulcerativa, IBD (malattie infiammatorie croniche dell'intestino).

✓ *Apparato genitourinario:* minzioni frequenti o dolorose, enuresi, mestruazioni abbondanti o dolorose o irregolari, cistiti abatteriche e interstiziali, vaginiti, candidosi recidivante, cistiti o vaginiti ricorrenti.

✓ *Cuore, vasi, sangue:* angina, palpitazioni, tachicardia, alcune aritmie, infiammazioni venose o arteriose, vasculiti, anemia, leucopenia, riduzione delle piastrine.

✓ *Pelle:* prurito, orticaria, eczema, acne, dermatite da contatto, lesioni vasculitiche, gonfiori.

✓ *Muscoli e articolazioni:* crampi, spasmi, tremore, rigidità muscolare, artrite, artrite reumatoide, dolori articolari, miosite, fibromialgia, gonfiori articolari.

me vedremo vengono affrontati con strumenti diversi. In questo libro ci limitiamo comunque a trattare specificamente l'approccio dietetico per il recupero della tolleranza.
La buona notizia è che tutti gli esseri viventi possiedono una capacità di adattamento e di sopravvivenza molto maggiore di quella che ci aspetteremmo, sulla quale possiamo ulteriormente influire con qualche correzione alla nostra dieta.

Non solo intolleranze

Quando il sistema immunitario è impegnato su altri fronti, per esempio su quello di un'ipersensibilità alimentare, oppure su quello di un'esposizione continuativa a metalli pesanti, di un'infestazione intestinale o di uno stress emotivo cronico, perde la capacità di reagire correttamente nei settori in cui è richiesta la sua azione urgente (per esempio contro l'aggressione di un agente infettivo). Questa riduzione della capacità di difesa apre la strada a una serie di affezioni. Il box nella pagina accanto riporta in sintesi le più comuni. Anche se non sempre è possibile eliminare del tutto un fenomeno infiammatorio cronico, è determinante sapere che è possibile influenzarlo, modularlo, il più delle volte ridurlo. Si può cioè cercare di trovare una soluzione riattivando la grande capacità di adattamento che è propria di ogni essere vivente. In questa operazione, è di aiuto considerare almeno tre possibilità di modulazione:
a) alimentare e nutrizionale;
b) neuro-psichica;
c) ambientale ecologica.

Se la salute dell'individuo si basa su molteplici fattori, ogni fattore influenza a sua volta il livello di soglia al di là del quale possono manifestarsi sintomi anche gravi. D'altra parte tutti questi fattori, oltre a influire sulla genesi del problema, offrono altrettanti punti d'accesso per modulare le reazioni dell'organismo. Tener conto della molteplicità dei fattori che incide sulla salute e sulla malattia di una persona consente di mettere a punto strategie diversificate per arrivare alla guarigione o a un benessere che sia davvero tale.
Nell'asmatico, per esempio, si rivela spesso utile un sostegno psicologico o un'attività fisica regolare e moderata, mentre sappiamo che un accurato controllo dell'alimentazione volto a filtrare l'interazione di eventuali intolleranze, associato a integrazioni di Zinco, Rame e Manganese, è spesso sufficiente a ridurre l'impatto di un'allergia sulla qualità della vita. Per altro, è noto anche co-

me l'inquinamento ambientale possa contribuire alla genesi e al mantenimento dei fenomeni infiammatori e allergici. Benché non sia possibile eliminare il suo impatto, esistono tuttavia alcune strategie pratiche per limitarlo, descritte nel nostro manuale *Resistere all'inquinamento* (Tecniche Nuove, Milano, 2001). Altre forme di sostegno possono venire dalla pratica della meditazione e dall'associazione di terapie dolci, con un impatto delicato e rispettoso sull'organismo.
Un altro approccio, che in genere offre maggiori possibilità di successo se associato a quello dietetico, consiste nell'uso di iposensibilizzanti a bassa dose (impropriamente chiamati 'vaccini'). Oltre all'immunoterapia classica esistono oggi 'vaccini' a bassa dose (sia per il cibo sia per gli additivi e gli allergeni respiratori), somministrabili per via orale e a casa propria, privi di effetti collaterali importanti, molto più vicini a una concezione omeopatica e spesso altrettanto efficaci rispetto a quelli tradizionali ad alta dose. Anche la scelta dei 'vaccini' a bassa dose e della diluizione adatta può essere effettuata con l'assistenza del test DRIA e va comunque gestita dal medico.

Agire su eventuali intolleranze è dunque solo uno dei possibili interventi volti a ridurre il livello di infiammazione generale e le risposte di tipo allergico (soprattutto grazie all'individuazione di reattività crociate tra alimenti e allergeni), ma purtroppo anche uno dei più trascurati. Il recupero della tolleranza alimentare innalza comunque la soglia di reattività ad altri allergeni e ad altri cofattori dell'infiammazione generale.

Gli strumenti per aiutare l'organismo a riequilibrarsi sono quindi molteplici. In caso di sovraccarico anche il semplice intervento alimentare è efficace nel riportare la situazione in equilibrio. D'altra parte, se è vero che molte situazioni dichiarate intrattabili possono essere aiutate attraverso strumenti 'dolci' e sensati di terapia, è altrettanto vero che esistono anche situazioni infiammatorie e allergiche di difficilissima gestione. In alcuni casi, infatti, si combinano allergie, intolleranze, fenomeni psichici profondi e resistenze al cambiamento delle abitudini e dei comportamenti. In questi casi l'utilizzo dei farmaci classici diventa obbligatorio, e talora, purtroppo, anche questi non riescono a risolvere il problema. Questo tuttavia non impedisce di mettere in gioco tutte le risorse disponibili per arrivare alla guarigione, alla cura, o anche al solo controllo dei sintomi.

La terapia con i 'vaccini' a bassa dose

Quando si reagisce al contatto o all'introduzione di certi alimenti, conservanti o allergeni respiratori, queste stesse sostanze, somministrate in particolari concentrazioni, possono svolgere un'azione di 'neutralizzazione' o di inibizione della reazione allergica. La concentrazione capace di svolgere un'azione protettiva nei confronti dell'assunzione o del contatto con la sostanza che determina l'ipersensibilità viene identificata nel corso del test DRIA. Questa preparazione, detta 'dose di neutralizzazione', induce una tolleranza immunitaria sovente immediata nei confronti della sostanza che determina l'ipersensibilità. La dose di neutralizzazione è diversa da persona a persona, quindi strettamente individuale. Quando il medico lo ritiene appropriato, i 'vaccini' a bassa dose così preparati diventano un presidio terapeutico da affiancare al trattamento dietetico per un certo numero di mesi. Un esempio classico di trattamento riguarda l'ipersensibilità al frumento e al latte. Oggi è abbastanza facile indicare una dieta di controllo del latte per un bambino (anche le mense scolastiche sono spesso preparate a gestirla). Così, per un bambino intollerante a frumento e latte, si preferisce in genere impostare la dieta solo sui latticini e contemporaneamente utilizzare il 'vaccino' per il frumento, onde evitare di escludere dalla dieta quest'ultimo e i cibi correlati.

Quando esistano una o più intolleranze alimentari, il trattamento iposensibilizzante viene seguito, con assunzioni quotidiane per via orale a casa propria, per un periodo che varia tra i 2 e i 12 mesi, secondo il parere del medico. Per fare qualche esempio, l'iposensibilizzazione al nichel dura in genere 6-12 mesi. Per alcuni alimenti i tempi variano tra 3 e 12 mesi. Per gli allergeni respiratori (per esempio per le graminacee) la terapia è solitamente stagionale (con inizio 2-3 mesi prima della pollinazione e termine alla fine della stessa), ma una buona percentuale di individui sembra rispondere bene anche all'uso contestuale alla pollinazione. In caso di allergeni perenni (quali acari, muffe, candida), l'uso può anche essere continuato nel tempo. Tuttavia, in un'elevata percentuale di casi, dopo 12-18 mesi di trattamento si tenta in genere la sospensione della terapia, valutandone gli effetti.

Interessantissimo è inoltre l'uso del preparato omeopatico *Ortho-histaminum* che, nelle diverse diluizioni individuali, consente un'azione di controllo degli effetti dell'istamina (sostanza infiammante che si sviluppa in un'allergia o in un'intolleranza). Talvolta l'uso di questa semplice ma importantissima preparazione consente di gestire senza problemi una dieta più permissiva o di controllare i sintomi infiammatori accelerando il recupero della tolleranza.

Capitolo 2
A dieta, per tornare a mangiare

Un sintomo abbastanza frequente, che talvolta rivela la presenza di un'intolleranza, è la presenza di patologie comuni (per esempio una cistite o una dermatite) che, una volta conclusa la fase acuta, tendono a cronicizzarsi o a ripresentarsi dopo breve tempo. Questo genere di evento indica una riduzione dell'efficacia del sistema immunitario, spesso già impegnato sul fronte di qualche diffusa infiammazione persistente, di uno stimolo irritativo cronico, di un sovraccarico alimentare. In molti di questi casi, per esempio nelle vaginiti o nelle affezioni respiratorie catarrali, si osserva purtroppo una crescita dell'insensibilità agli antibiotici e ai farmaci antimicotici da parte di molti ceppi batterici e fungini. Analogamente, molti casi di diarrea o di stitichezza insorgono a causa dell'irritazione cronica esercitata sulla mucosa intestinale sia dal contatto con sostanze irritanti, sia dalla presenza di intolleranze alimentari. Perché in molti casi l'intervento dietetico riesce a riportare la situazione in equilibrio o a rimettere l'organismo in condizioni di rispondere alla terapia farmacologica? Il motivo è che le cellule del sistema immunitario sono diffuse in varie aree di contatto con l'esterno e che tra queste, la superficie intestinale risulta di gran lunga la più estesa. Il sistema immunitario intestinale, il cosiddetto GALT, svolge un'attività fondamentale per l'efficacia delle nostre difese in generale. Mantenerlo attivo, variando l'alimentazione, significa una possibilità concreta di avere tutto il sistema immunitario più libero e di differenziare gli stimoli irritativi generati sull'organismo dal cibo che assumiamo quotidianamente.

Interventi dietetici mirati

Di fronte a problemi come quelli descritti sopra, possono essere di grande aiuto un breve digiuno terapeutico o la pratica dell'astinenza settimanale. Ancora, una dieta basata su pochi alimenti semplici, come quella che il medico inglese Lester ha definito 'dell'età della pietra', oltre a disintossicare l'organismo può rappresentare una prima forma di verifica individuale - senza test - della presenza di alcune intolleranze. Si tratta in questo caso di interventi che chiunque può applicare da sé, per ridurre un sovraccarico alimentare o per valutare genericamente quanto influisce l'alimentazione sul suo stato generale di salute. La terapia dietetica di un'intolleranza alimentare o di un'allergia, invece, richiede la supervisione di un medico esperto.

Digiuno. È la pratica disintossicante per eccellenza. In assenza di problemi particolari può essere fatto senza supervisione del medico, a patto che non si protragga per più di un giorno o due. Eventualmente può essere ripetuto ciclicamente (per esempio una volta al mese). Basta non mangiare niente di solido e limitarsi ad assumere tisane depurative (senza miele né zucchero) ed eventualmente qualche centrifugato di frutta. Un digiuno parziale (ripetibile anche settimanalmente) può invece essere fatto mangiando per un paio di giorni solo frutta, in quantità libera, rispettando pause di due ore tra un tipo di frutta e l'altro. Anche in questo caso si possono assumere liberamente tisane non zuccherate.

Dieta disintossicante 'dell'età della pietra'. Eseguita per una decina di giorni, può essere preziosa - soprattutto per i soggetti allergici - per tenere sotto controllo il sovraccarico e l'infiammazione determinata da blande reattività alimentari. Il suo nome è motivato dal fatto che consente di assumere solo quei cibi che possono essere mangiati così come la terra li offre, o con cotture molto semplici. Si tratta cioè di mangiare solo ciò che era disponibile per i nostri antenati che vivevano nelle caverne: patate, carni di volatili (e più raramente di bovino), pesce, frutta, erbe semplici, verdure. Eliminati invece i cereali e i loro derivati (pane, pasta, farine...). Questa dieta offre il vantaggio aggiuntivo di poter essere usata per saggiare la presenza delle intolleranze alimentari più semplici. In questo caso, dopo una decina di giorni vengono reintrodotti gradualmente altri cibi (uno alla volta, come nello svezzamento del lattante). Il manifestarsi di reazioni o sintomi particolari può dare una prima indicazione degli alimenti non tollerati.

Astinenza settimanale. La nostra alimentazione, come abbiamo detto, non è varia come sembra. Sulla tavola della maggior parte degli italiani sono presenti in modo continuativo (miscelati in vario modo nei cibi più comuni) zucchero, latte e latticini, frumento (soprattutto pasta e pane), lieviti, grassi vegetali (in particolare quelli idrogenati). In qualche misura anche il sale dovrebbe rientrare in questo elenco, per lo meno per quel che riguarda i cibi che ne contengono molto, come i formaggi, i salumi e - sorprendentemente - molti dolci industriali.

Lasciar 'riposare' l'organismo rispetto al contatto con questi alimenti base, presenti quasi dappertutto, oppure con gli alimenti verso i quali abbiamo una lieve intolleranza o un semplice sovraccarico (per esempio il caffè), è sufficiente per creare nell'organismo una discontinuità, quindi per riattivare un livello di attenzione e di controllo del sistema immunitario, che potrebbero essere risolutivi nel momento in cui insorgesse un'infezione o di fronte ad altri attacchi. La stessa logica di 'discontinuità' vale per i molti inquinanti presenti nei cibi più comuni, quali per esempio gli antibiotici utilizzati nell'allevamento del bestiame, presenti in misura purtroppo ben dosabile, e spesso cospicua, nel latte.

L'alimentazione della giornata settimanale di astinenza dagli alimenti più comuni sarà quindi a base di cibi semplici, conditi solo con olio d'oliva crudo o salse preparate in casa (per esempio maionese). Nel box che segue potete trovare qualche esempio per creare menù personalizzati. Per maggiori dettagli sulle alternative ai cibi indicati, *vedi* le singole schede riportate nel capitolo 3.

Menu per l'astinenza settimanale dagli alimenti più comuni

Prima colazione

Frutta fresca a piacere, crêpes (preparate in padella antiaderente, con farina di orzo, riso o avena oppure con fecola di patate o mais) con composta casalinga di frutta, latte di riso, infusi di erbe, tè verde o karkadè, spremuta d'arancia, gallette di riso soffiato, miele.

Pranzo e cena

Insalata mista di stagione (senza aceto e con poco sale), verdure crude in pinzimonio o grigliate o bollite a piacere, consommé di verdura con poco sale, pesce o carne o pollame grigliati, bolliti o arrosto (eventualmente cotti avvolti in carta da forno), carpaccio di manzo o di pesce, riso bollito, patate al forno o alla brace, frutta.

Cibi che possono far aumentare l'infiammazione

Quelli che seguono sono gli alimenti da limitare per ridurre l'apporto alimentare e la produzione interna di istamina.

Alimenti ricchi di istamina (mg/g)

Formaggi fermentati 1330 (roquefort, camembert, gorgonzola, fontina, taleggio…)
Salame 225 (carni conservate, insaccati, paté, carni in scatola)
Pesci 20-350 (tonno, sardine, aringhe, acciughe, sgombro, salmone affumicato…)
Spinaci 37,5
Pomodoro 22
Fegato di maiale 25
Bevande fermentate 20 (vino, birra, superalcolici)

Alimenti istamino-liberatori

Cioccolato
Fragole
Frutta esotica (ananas, papaia...)
Noci, arachidi, mandorle
Pomodoro
Crostacei e molluschi (gamberetti, gamberi, aragoste, granchi, cozze, vongole, ostriche…)
Carne suina

Alimenti ricchi di tiramina (mg %)

Groviera 51
Emmenthal 22
Parmigiano Reggiano 10
Patata 56-130
Pomodoro 0-120
Cavolo 40-80
Uva 24-140
Aringa affumicata 303
Tonno 57
Cioccolato 30-90
Chianti 10-90

Altri alimenti da consumare con attenzione

Funghi, pesche, prugne, albicocche, ciliegie, cicoria, radicchio, indivia, zucchine, peperoni, ravanelli, frutti di bosco, agrumi, banana, tutti i cibi in scatola, estratti di carne, dado da brodo, miele, tè, datteri secchi, uva passa, tutti i prodotti lievitati freschi e ancora caldi.

Cibi che aumentano l'infiammazione. Quando vi recate dal medico per discutere dei vostri problemi allergologici, tenete conto che esistono alcuni cibi (per lo più con un elevato contenuto di istamina), che possono far aumentare l'infiammazione di fondo anche in assenza di una specifica allergia. Talvolta questi alimenti possono indurre sintomi similallergici, portando a credere di avere un'allergia a cibi come il tonno o il pomodoro, mentre si tratta solo di un innalzamento della reazione infiammatoria. Alcune persone riducono l'assunzione dei cibi elencati qui di seguito, ma non si tratta dell'atteggiamento corretto. Effettivamente è una tecnica di 'pronto intervento' che può durare al massimo 2 o 3 giorni in presenza di sintomi acuti, ma per risolvere un problema allergico è indispensabile arrivare a capire quali alimenti danno davvero una intolleranza. Questi cibi infatti sono presenti nelle culture alimentari di tutto il mondo, e non sempre è bene eliminarli dall'alimentazione.
Sta di fatto che quando andate dal medico credendo di avere reazioni allergiche al tonno, al pomodoro o ai gamberetti, non sempre è vero. Magari avete un'intolleranza al latte, e l'assunzione di tonno e pomodoro non fa che aumentare il livello di infiammazione che già è alto.

Rieducare il sistema immunitario: la dieta di rotazione

Come abbiamo visto nel primo capitolo, sono diversi i fattori che possono sostenere un'allergia o una patologia infiammatoria. Se è vero che agire sul contenimento dello stress, sulla riduzione degli inquinanti e sull'equilibrio nutrizionale può essere di grande aiuto per il sistema immunitario, l'intervento alimentare, che offre risultati notevoli sul breve e sul lungo periodo, è probabilmente il più trascurato dal mondo medico. Curare un'intolleranza significa alzare il livello di soglia (vedi disegno nella pagina seguente) oltre il quale si manifesteranno i sintomi (con una riduzione complessiva delle manifestazioni allergiche), ma anche ridurre le reattività crociate che spesso si creano tra i pollini e gli alimenti derivati dalle stesse piante. E significa liberare l'organismo da un disturbo costante che interferisce con le sue reazioni di difesa.
Il sistema immunitario è fatto per essere stimolato, ed è in grado di analizzare il mondo esterno fino a trovare il migliore adattamento possibile per l'organismo che vi abita, ma quando gli stimoli diventano eccessivi e costanti, i nostri meccanismi di difesa possono perdere il controllo. Una dieta di rotazione, associata agli altri strumenti citati quando la patologia è più complessa, è lo strumento più idoneo per riportare la situazione alla normalità, in quanto consente un'equilibrata alternanza di riposo ed esposizione agli alimenti che rappre-

sentano lo stimolo in eccesso. In caso di semplice sovraccarico, la dieta è quasi sempre l'unico intervento richiesto.

Dieta di rotazione significa che di nessuno dei nostri cibi preferiti dovremo fare a meno a lungo: perché l'organismo si liberi delle sostanze infiammatorie (le tossine) prodotte dal contatto con l'alimento 'incriminato' bastano tre giorni. Quindi nessun cibo è 'nemico' o tossico in assoluto. In compenso, nei giorni di dieta va evitato in modo assoluto il contatto con le sostanze che determinano reattività, cioè non solo con il cibo identificato (per esempio il latte) ma anche con tutti quegli alimenti che ne contengono quantità minime (per esempio il prosciutto cotto, i biscotti, il cioccolato).
L'alternanza di pasti liberi e di giorni di 'pulizia', però, aiuta gradualmente l'organismo a ricostruirsi una tolleranza nei confronti delle sostanze che provocano i sintomi. Fatta eccezione per le allergie IgE-mediate, con la dieta applicata in tutti i centri DRIA, anche nei casi complessi è previsto fin dall'inizio almeno un giorno di dieta libera alla settimana. Volendo anche a base di tortellini e ti-

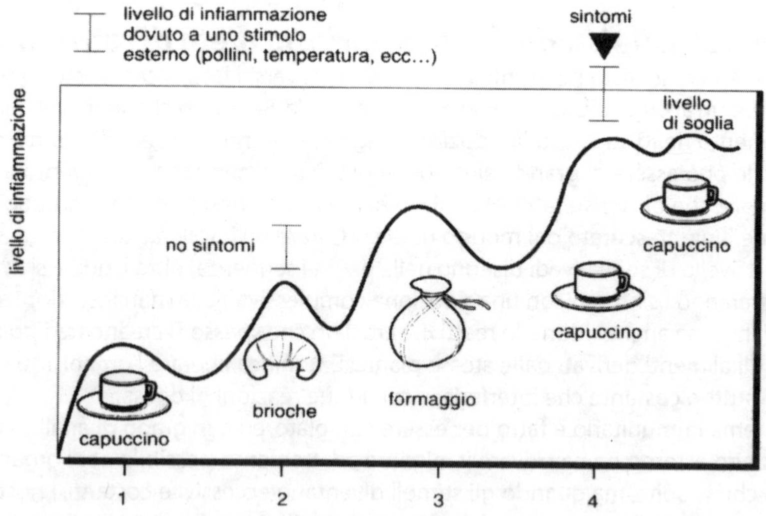

La comparsa di sintomi allergici dipende in parte dallo stimolo esterno, ma soprattutto dal livello di infiammazione presente nell'organismo. Se questo è elevato per altre cause (alimentari) i sintomi dovuti, per esempio, ai pollini sono più intensi.

ramisù, perché la mancata esposizione agli alimenti non tollerati, come ha ben dimostrato un lavoro scientifico dei due immuno-allergologi Pascual e Larramendi, può determinare in seguito reazioni allergiche ancora più intense. Uno degli effetti positivi della dieta di rotazione rispetto a quella di eliminazione è quindi il controllo delle reazioni infiammatorie senza la perdita di tolleranza nei confronti dell'alimento. Va comunque ricordato che, in relazione al tipo di ipersensibilità e al disturbo o alla malattia presentati, ognuno ha un suo tempo e una sua modalità particolare di recupero della tolleranza. Per questo è fondamentale l'assistenza di un medico che aiuti a monitorare l'intero processo e sono preziosi i test di controllo da eseguire periodicamente nel corso della dieta.

Nella situazione sociale e ambientale attuale, appare indispensabile favorire la varietà dell'alimentazione. La ripetizione sistematica dell'assunzione di alcuni alimenti (anche di quelli che vengono utilizzati in modo massiccio per sostituire quelli non tollerati), infatti, dà facilmente luogo all'insorgere di nuove ipersensibilità.
Gli obiettivi di una terapia dietetica corretta sono dunque:
a) favorire il recupero della tolleranza nei confronti dei cibi non tollerati;
b) evitare pericolose diete di eliminazione, utili solo in caso di allergia classica, quella cioè mediata da IgE ad alto titolo;
c) consentire il rispetto della socialità e del piacere legati all'alimentazione mediante l'attuazione di una dieta di rotazione che preveda alcune giornate di alimentazione libera.
Vediamo come.

Come si fa la dieta di rotazione

Una dieta di rotazione è una dieta che prevede l'assunzione libera - in una singola giornata che deve poi essere seguita da tre giorni completi di eliminazione - dell'alimento verso il quale si è individuata l'intolleranza. Quando parliamo di ***un giorno libero***, è importante notare che deve essere compreso nella stessa giornata (dalla mattina alla sera), e non nel giro di 24 ore. Non solo perché questo consente in genere una sorta di autolimitazione, ma anche perché, dal punto di vista immunitario, considerare 'liberi' la cena di un giorno e la colazione e il pranzo del giorno successivo equivarrebbe a fare due giorni di libertà anziché uno.

Prima fase. Cominciamo con un esempio. Un individuo intollerante al latte può assumere latte, latticini, dolci che ne contengono, formaggi e tutti gli altri alimenti 'vietati' la domenica, ma poi dovrà astenersi dall'assumerne - anche in quantità ridottissime - il lunedì, il martedì e il mercoledì, potendo poi tornare ad assumerli il giovedì. A quel punto, però, la persona a dieta deve stare senza latte il venerdì, il sabato e la domenica, riprendendo l'assunzione di latte e latticini il lunedì successivo, in un programma che preveda almeno tre giorni di astinenza dal cibo non tollerato dopo ogni giorno di assunzione libera. Per consentire una maggiore flessibilità dell'alimentazione rispetto alle consuetudini sociali (il cui rispetto appare nell'esperienza clinica un valido aiuto al processo di guarigione), può essere utile lasciare come giorno libero il sabato o la domenica - cioè un solo giorno del week-end e non entrambi - ovvero il giorno in cui è più frequente mangiare in compagnia. Dopo un certo periodo di questa dieta, in genere della durata di 2-3 mesi, se i test diagnostici danno esito negativo, è possibile reintrodurre l'alimento con maggiore frequenza.
Il principio sul quale si basa la rotazione, come abbiamo visto, è quello di far seguire ogni giornata di alimentazione libera da tre giorni completi di pulizia. In realtà, come testimoniano alcuni lavori scientifici, quando i sintomi non sono particolarmente intensi o insidiosi, due giorni e mezzo sono spesso sufficienti ad abbassare la curva dell'infiammazione quanto basta per non innescare i sintomi dell'intolleranza al momento del nuovo 'contatto'. In quel caso, durante la settimana, alla domenica libera si affianca per esempio una certa libertà alimentare nella cena del mercoledì. Ovviamente le reazioni all'introduzione del cibo incriminato vanno tenute sotto controllo, in quanto costituiscono un'indicazione importante per l'eventuale necessità di passare a uno schema più o meno restrittivo.

Seconda fase. Superata la prima fase, uno schema possibile diventa: libertà alimentare in entrambi i giorni del week-end (sabato e domenica) ed eventualmente in un unico pasto a metà della settimana (di solito il mercoledì).

Terza fase. Se la risposta clinica è soddisfacente, a quel punto si può espandere ulteriormente l'assunzione nel giro di altri 2-3 mesi, fino ad arrivare a una dieta che preveda almeno un giorno di restrizione alla settimana (una specie di 'venerdì di magro'), per evitare il ricarico alimentare sistematico. È comunque il medico che deve seguire, con responsabilità, questa reintroduzione e guidare la persona malata verso il recupero pieno della tolleranza alimentare per l'alimento considerato. Il medico, cioè, deve divenire la guida di un nuovo 'svezzamento'. Quando i sintomi sono solo da sovraccarico, uno schema dietetico che consenta di mangiare liberamente il sabato sera, l'intera domenica e il mercoledì sera, può essere adottato in alcuni casi fin dall'inizio della terapia dietetica.

Esempi di schemi di rotazione alimentare

Gli schemi di rotazione illustrati in queste pagine a titolo di esempio sono quelli utilizzati nei centri DRIA. Li riportiamo per aiutare a comprendere in che modo viene applicata la terapia dietetica via via che i sintomi regrediscono, dal momento in cui viene individuata l'ipersensibilità a quello del recupero completo della tolleranza. Rispetto all'evoluzione delle tre fasi indicate in ogni schema, se il fenomeno allergico si riacutizza, esiste sempre la possibilità di fermarsi e tornare per qualche tempo a una fase più restrittiva.

Caso 1. È lo schema normalmente adottato in caso di sovraccarico o di patologie non complesse. L'identificazione di eventuali ipersensibilità può infatti essere un valido aiuto anche solo per individuare l'alimentazione più idonea a mantenere uno stato di benessere generale. In questi casi procediamo come segue.
Nella ***fase 1***, che può essere applicata anche in seguito, come dieta di pulizia, è permesso ***un pasto*** libero a metà settimana (in genere il pranzo ***o*** la cena di martedì ***o*** di mercoledì) e ***una intera giornata*** libera (il sabato ***o*** la domenica). Questa fase dura circa due settimane. Se si osserva un miglioramento dei sintomi o dell'adattamento dell'organismo agli alimenti meno tollerati, per un mese o più si può adottare la ***fase 2***: due pasti liberi (il pranzo ***e*** la cena) del mercoledì, più il sabato sera ***e*** l'intera giornata di domenica (oppure il venerdì sera e tutto il sabato). Si tratta però di una fase che in genere è il medico a bilanciare, in base ai sintomi che in alcuni casi tornano a presentarsi dopo i pasti liberi.
Se i miglioramenti proseguono, fino al controllo successivo i pasti liberi possono estendersi ancora (nella ***fase 3***) a un'intera giornata a metà settimana e a un giorno e mezzo o due nel weekend. Se i miglioramenti clinici sono stabili, talvolta è possibile passare direttamente a tre giorni liberi la settimana, ma in molti casi è più opportuno arrivarci gradualmente. Quando per esempio il paziente rileva che un pasto libero in più gli fa male, si aspettano magari due mesi, si prova ad aggiungerlo di nuovo, poi dopo altri due mesi se ne aggiunge un altro e così via, fino a reintrodurre stabilmente tutti i cibi sottoposti a rotazione.

Caso 1 (Sovraccarico o Patologia non complessa)

È indispensabile cercare di favorire la varietà dell'introduzione alimentare anche perché la ripetizione sistematica nell'assunzione di alcuni elementi è facilmente concausa dell'insorgenza di nuove ipersensibilità. Pertanto, in questo specifico caso, ci sembra utile impostare uno schema alimentare così concepito (vengono colorati gli spazi della tabella corrispondenti a pasti o giorni liberi, in cui cioè si può mangiare liberamente, senza alcuna limitazione legata alla tolleranza: per un periodo di circa 2 settimane (e successive fasi di 1 settimana di "pulizia")

	Lunedì	Martedì	Mercoledì	Giovedì	Venerdì	Sabato	Domenica
Prima Colazione							
Pranzo							
Cena							

In seguito, se c'è miglioramento dei sintomi presentati, per un periodo di circa 1 mese o più

	Lunedì	Martedì	Mercoledì	Giovedì	Venerdì	Sabato	Domenica
Prima Colazione							
Pranzo							
Cena							

E, infine, fino al controllo, se persistono miglioramenti clinici

	Lunedì	Martedì	Mercoledì	Giovedì	Venerdì	Sabato	Domenica
Prima Colazione							
Pranzo							
Cena							

Caso 2. Si tratta della dieta 'base', valida per la maggior parte delle patologie da intolleranza. Può essere associato a tutti gli altri schemi, per esempio in coda agli schemi presentati nel caso 1 e nel caso 3. Le sue modalità iniziali (***fase 1***) possono essere seguite anche per lunghi periodi. In questo schema, il paziente può mangiare liberamente nel corso di tutto il weekend e di tutta la giornata di mercoledì.
Quando riesce a seguire questo schema senza effetti collaterali, è come se accumulasse dei 'buoni sconto'. Se questo avviene, in situazioni particolari come un periodo di vacanza (***fase 2***), quando in genere si attenua l'impatto dello stress e quindi si innalza il livello di soglia oltre il quale si scatenano i sintomi, il paziente può anche mangiare liberamente nel corso di tutta la settimana. L'importante è che mantenga almeno un giorno di dieta su sette, in modo da garantire all'organismo una pausa durante la quale eliminare l'eventuale sovraccarico di sostanze nocive. Normalmente, se ha seguito la fase 1 per il tempo necessario, la fase 2 non risveglia i sintomi.
La ***fase 3***, della durata di una sola settimana (per non riattivare i meccanismi reattivi), può essere adottata di tanto in tanto per ampliare questo tipo di pulizia. Pasti liberi: il mercoledì sera (eventualmente anche a pranzo), sabato sera e tutta la domenica. In fondo si tratta di una forma di disintossicazione che molte persone attuano spontaneamente dopo un periodo di sovraccarico (quale quello delle festività natalizie), limitandosi un po' nel mangiare per una settimana circa.

Caso 3. In caso di paziente con una vera e propria allergia, o con un'intolleranza con reazioni molto intense, lo schema non riguarda più solo l'alternanza di giornate libere e giornate a regime, ma anche le ***quantità*** degli alimenti reintrodotti nei giorni liberi.
Nella ***fase 1***, da adottare fino alla scomparsa dei sintomi da carico, sono permessi ***un pasto*** infrasettimanale ***leggero*** (di solito il mercoledì sera) e ***un altro pasto libero*** (non necessariamente 'leggero') nel weekend. Per esempio, in caso di intolleranza a latte e latticini, un pochino di formaggio, qualche goccia di latte nel caffè... Partendo quindi da dosi minime degli alimenti verso i quali è stata identificata una reattività, da aumentare molto gradualmente di settimana in settimana. Si tratta in questi casi di pazienti che avvertono molto il carico e che dopo un pasto libero talvolta presentano sintomi anche per un giorno e mezzo. La prima fase va protratta fino alla scomparsa completa dei sintomi che si verificano dopo il contatto con i cibi incriminati, per un tempo compre-

Caso 2 - Trattamento standard dopo la fase iniziale

È indispensabile cercare di favorire la varietà dell'introduzione alimentare anche perché la ripetizione sistematica nell'assunzione di alcuni elementi è facilmente concausa dell'insorgenza di nuove ipersensibilità. Pertanto, in questo specifico caso, ci sembra utile impostare uno schema alimentare così concepito (vengono colorati gli spazi della tabella corrispondenti a pasti o giorni liberi, in cui cioè si può mangiare liberamente, senza alcuna limitazione legata alla tolleranza:

per un periodo anche lungo, come base

	Lunedì	Martedì	Mercoledì	Giovedì	Venerdì	Sabato	Domenica
Prima Colazione							
Pranzo							
Cena							

In seguito, se c'è miglioramento dei sintomi presentati, per le fasi di vacanza

	Lunedì	Martedì	Mercoledì	Giovedì	Venerdì	Sabato	Domenica
Prima Colazione							
Pranzo					[D]		
Cena							

E, infine, fino al controllo, se persistono miglioramenti clinici, fasi di ripulizia di 1 settimana

	Lunedì	Martedì	Mercoledì	Giovedì	Venerdì	Sabato	Domenica
Prima Colazione							
Pranzo							
Cena							

Caso 3 - Allergie, intolleranze gravi, eccessivi periodi di dieta, patologie complesse

È indispensabile cercare di favorire la varietà dell'introduzione alimentare anche perché la ripetizione sistematica nell'assunzione di alcuni elementi è facilmente concausa dell'insorgenza di nuove ipersensibilità. Pertanto, in questo specifico caso, ci sembra utile impostare uno schema alimentare così concepito (vengono colorati gli spazi della tabella corrispondenti a pasti o giorni liberi, in cui cioè si può mangiare liberamente, senza alcuna limitazione legata alla tolleranza:

fino a scomparsa dei sintomi da carico: per un periodo da 3 settimane a 3 mesi con graduale crescita della quantità

	Lunedì	Martedì	Mercoledì	Giovedì	Venerdì	Sabato	Domenica
Prima Colazione							
Pranzo							
Cena			LIGHT				

In seguito, se c'è miglioramento dei sintomi presentati, per un periodo da decidersi (tipico in caso di celiachia, malattie intestinali, artrite reumatoide)

	Lunedì	Martedì	Mercoledì	Giovedì	Venerdì	Sabato	Domenica
Prima Colazione							
Pranzo							
Cena			LIGHT				

E, infine, fino al controllo, se persistono miglioramenti clinici, con prove e graduali integrazioni

	Lunedì	Martedì	Mercoledì	Giovedì	Venerdì	Sabato	Domenica
Prima Colazione							
Pranzo							
Cena							

Se poi una persona sta bene, gradualmente si arriva al Caso 2 (3 gg. liberi alla settimana).

so in genere tra tre settimane e tre mesi, con aumento molto graduale delle quantità. Alcuni pazienti, in particolare quelli affetti da patologie gravi, si fermano a questa fase o alla fase successiva, permettendosi semplicemente un'introduzione 'leggera' degli alimenti non tollerati, magari espandendo progressivamente i pasti semiliberi fino a riuscire a non avere alcuna reazione avversa dopo un intero giorno libero (***fase 2***). La fase 2, in questo caso, è caratterizzata da prove di espansione (per esempio l'aggiunta di una cena libera in più), volte ad aumentare molto gradualmente la tolleranza. Procedendo in questo modo si arriva talvolta alla ***fase 3***, che può essere considerata un successo in caso di patologie importanti quali intolleranza al frumento ad impronta celiaca, artrite reumatoide, malattie infiammatorie intestinali gravi.
Se il paziente a questo punto sta bene, i suoi test danno esito negativo e i suoi esami clinici si sono normalizzati (cosa che potrebbe accadere nel giro, diciamo, di sei-otto mesi), è possibile quindi arrivare a tre interi giorni liberi (uno singolo a metà settimana e due consecutivi nel weekend). Esattamente come nello schema 'base' visto sopra, che ne costituisce il naturale proseguimento.

Capitolo 3

Strumenti pratici per gestire l'intolleranza

In questo capitolo forniamo alcune indicazioni pratiche per chi cura con la dieta un'intolleranza alimentare. Insieme ad alcuni suggerimenti per gestire la spesa, troverete qui le schede relative agli alimenti più comuni, che presentano le maggiori difficoltà nella sostituzione, e alcune tabelle utili per scegliere bene quando le limitazioni non sono così drastiche. Le schede alimentari riportate sono quelle necessarie per l'astinenza settimanale, di cui abbiamo parlato nel capitolo precedente, oltre che per l'intolleranza a quegli specifici alimenti. Sempre a titolo d'esempio, riportiamo anche la scheda alimentare utilizzata nell'allergia al nichel, una forma allergica che oggi è sempre più comune, che illustra abbastanza bene come ciò che mangiamo può influenzare le nostre reazioni anche a una patologia che il mondo medico si limita spesso a considerare esclusivamente 'da contatto'.

La spesa dell'intollerante

Sappiamo tutti, per averlo provato, com'è difficile seguire una dieta quando gli altri famigliari mangiano di tutto. Per questo il nostro suggerimento è di cercare di seguire un'alimentazione che, tenendo conto delle necessarie esclusioni, possa essere adottata da tutte le persone che si siedono a tavola insieme. Questo atteggiamento è generalmente praticabile, purché si valorizzi la varietà dei cibi presentati e purché altri famigliari non stiano seguendo una dieta per intolleranze diverse, cosa che ovviamente comporta qualche complicazione in più.

Nel fare la spesa, i primi giorni è necessario acquisire un po' di confidenza con i prodotti che, nella grande distribuzione, vengono offerti come alternative (per esempio i prodotti per celiaci, che di solito non sono permessi nella dieta di chi è intollerante al frumento o quelli 'senza zucchero' che possono invece contenere dolcificanti sostitutivi inadatti). Per qualche giorno può essere opportuno leggere molto attentamente le etichette e confrontarle con le schede ricevute dal medico, oppure attenersi scrupolosamente alle alternative indicate nelle schede.
Dato che molti prodotti di largo consumo contengono numerosi inquinanti, che come abbiamo visto abbassano la soglia oltre la quale si manifestano i sintomi, nel corso della dieta conviene ridurre al minimo i prodotti industriali (per ridurre gli additivi) e variare spesso le qualità di frutta e verdura (in modo da 'ruotare' anche la qualità dei fertilizzanti e dei pesticidi che purtroppo assumiamo quotidianamente attraverso il cibo). Più semplici sono i prodotti acquistati, più facile sarà verificare esattamente cosa stiamo mangiando. Il rispetto della stagionalità (vedi box alle pagg. 56 e 57) dei prodotti ortofrutticoli, e l'uso prevalente di alimenti di provenienza biologica può rappresentare un ulteriore vantaggio. Nelle tabelle in fondo al capitolo, potete trovare qualche indicazione in più per aiutarvi nella spesa.

Le deroghe

Quando cominciamo una dieta per il recupero della tolleranza sulla scorta di sintomi molto fastidiosi, attenerci strettamente alle indicazioni è più facile di quanto avvenga se vogliamo trattare solo un sovraccarico, oppure migliorare l'aspetto della pelle o il tono muscolare. Non tutti abbiamo da subito la stessa determinazione; inoltre, partiamo da stili alimentari assolutamente personali.
Uno degli atteggiamenti che conducono all'insuccesso di una dieta qualunque è quello di considerarsi 'buoni' o 'cattivi' a seconda che si seguano o no le prescrizioni. Per questo è utile affrontare la dieta con una motivazione forte. Poi considerare il cambiamento richiesto dalla dieta come un percorso educativo: qualcuno sarà in grado di applicare tutte le regole da subito, qualcun altro può impiegare diverse settimane per applicare tutte le restrizioni necessarie nei giorni di divieto. Già in questa fase, tuttavia, l'organismo comincia a trarre vantaggio dal minor carico al quale è esposto. Anche se l'inizio della dieta va comunque calcolato da quando vengono rispettati i giorni di astensione previsti, la precedente riduzione del carico può talvolta abbreviare i tempi di 'svezzamento' una volta che si cominci a seguire il regime vero e proprio.

Per arrivare comunque ad applicare correttamente le indicazioni, può essere utile osservare (senza giudizi morali, con uno sguardo neutrale) quali sono i momenti della giornata, le situazioni, le persone o gli stati emotivi che più facilmente ci portano a sgarrare rispetto al programma. Quando notiamo un modello che si ripete, possiamo cercare una soluzione. Per esempio, se le vostre deroghe avvengono quando mangiate con i colleghi all'ora di pranzo, potete cercare un bar che serva alcuni piatti semplici che non comportino costantemente una verifica degli ingredienti (roast-beef con patate lesse, verdure miste con filetto di pesce alla piastra...), oppure chiedere a chi gestisce la mensa di segnalarvi quotidianamente i piatti adatti a voi, in modo da non dover sprecare tempo tutti i giorni per scegliere con cura.
Se i vostri sgarri avvengono invece la sera, quando siete stanche per l'intera giornata e sentite il bisogno di una qualche gratificazione, cominciate a cercare qualcosa di consentito e tenetene sempre un po' in casa. Se avete diverse ipersensibilità (per esempio latticini e grassi vegetali), che vi impediscono di assumere *tutti* i cibi che trovate gratificanti, allora consentitevi per qualche tempo un'alternanza delle deroghe, volta a facilitare per lo meno la riduzione del sovraccarico di un cibo alla volta. Se un pezzettino di cioccolato tutte le sere impedisce l'eliminazione dei grassi vegetali, un pezzettino di cioccolato fondente (purché garantito privo di latte) per tre sere e uno yogurt cremoso alla vaniglia per altre tre sere, pur non essendo la soluzione ideale, consente per lo meno una parziale disintossicazione dall'una e dall'altra sostanza.
Se invece siete abituati a masticare chewing-gum e caramelle tutto il giorno, e la vostra dieta non li consente più, considerate la possibilità di masticare rametti di liquirizia, frutta disidratata a dadini, liquirizia pura senza zucchero o prodotti che utilizzino un dolcificante consentito (sempre che non abbiate altre reattività specifiche). In caso di dubbio sulle alternative permesse, parlatene apertamente col medico.

Le schede alimentari

Nelle schede in uso presso i centri DRIA sono riportati tutti i cibi da evitare quando si sta trattando una specifica intolleranza. Alcuni possono apparire 'strani', ma l'esperienza clinica ci ha insegnato a fidarci di alcune 'relazioni pericolose', come per esempio quella che può stabilirsi tra intolleranza ai latticini e carne bovina (che in fondo rende ragione di una reattività alla mucca globalmente intesa). In più, per gli alimenti che è più difficile sostituire, sono segnalate molte possibili alternative. Benché appaiano qui in forma abbreviata per

esigenze editoriali (il testo per esteso di tutte le schede in uso presso i centri DRIA sarà pubblicato nel volume per medici *Guarire le intolleranze* la cui pubblicazione presso Tecniche Nuove è prevista per la primavera 2004), queste schede sono di proprietà della SMA e intese per essere utilizzate con la supervisione di un medico esperto (per il loro utilizzo è comunque richiesta la citazione della fonte). Ci teniamo a sottolinearlo perché presso la redazione del sito www.eurosalus.com, del quale siamo rispettivamente responsabile scientifico e coordinatrice, riceviamo spesso domande di lettori che si sono sottoposti a test per la diagnosi delle intolleranze alimentari diversi dal DRIA, e che in seguito hanno molti dubbi su come procedere nel trattamento dietetico. Questi dubbi, a nostro avviso, vanno espressi al medico che ha prescritto il test, che conosce il paziente, le sue reazioni e la sua storia clinica e che insieme al paziente stesso rimane, in ultima analisi, responsabile del successo della terapia. Detto questo, è utile segnalare che, indipendentemente dal tipo di test eseguito, una volta individuate eventuali intolleranze si può procedere secondo le linee guida applicate presso i centri DRIA e riportate in questo volume.
Riguardo alle schede alimentari riportate in questo libro, ci preme segnalare alcune notizie aggiuntive.
Sale. I consigli che trovate in questa scheda sono rilevanti anche per chi, pur in assenza di fenomeni di ipersensibilità, risponde all'eccesso di sale in modo transitorio (come nella ***sindrome premestruale***) o cronico (come in molti casi di ***ipertensione arteriosa*** cosiddetta essenziale). In casi di questo tipo, la limitazione del sale nella dieta comporta quasi sempre una riduzione dei sintomi.
Latte. Quando non esistono reattività specifiche, il latte (soprattutto quello di provenienza biologica) è un alimento molto sano, ricco di nutrienti importanti e ottimamente assimilabile. Tuttavia, per i soggetti intolleranti può diventare fonte di numerosi problemi quali colite, stipsi, diarrea, anemia.
Frumento. In caso di ***celiachia***, anche se studi recenti danno per l'avena un parere diverso, devono essere eliminati dalla dieta, oltre che il frumento, anche orzo, segale, avena e farro.

Due parole sui grassi vegetali

Anche in assenza di una reattività specifica, una certa attenzione nella scelta dei grassi alimentari è sempre consigliabile. Innanzi tutto perché sappiamo per esperienza che la frode commerciale nel campo degli oli è tra le più diffuse e che è molto più facile alterare un prodotto come la margarina che un olio crudo. Poi perché le materie grasse sono in generale ottimi veicoli per inqui-

nanti come la diossina, il DDT (ove esistano ancora residui di produzione), numerosi pesticidi, metalli pesanti e altre sostanze tossiche che condividono la caratteristica di transitare nel grasso. Questo è un rischio dal quale ci si può difendere sia evitando i grassi di cui non si conosce la provenienza (quindi dando la preferenza a olio extravergine d'oliva e a oli di semi biologici e spremuti a freddo oppure a burro di provenienza biologica) sia, in misura minore, astenendosene periodicamente.
Un altro rischio connesso al consumo di grassi vegetali non meglio identificati (vedi scheda) è rappresentato dalla diffusione a macchia d'olio (è proprio il caso di dirlo!) degli organismi geneticamente modificati (OGM). La proporzione di soia, arachidi e mais transgenici prodotti nel mondo, in alcuni paesi ha già superato quella 'naturale'. Ed è da queste materie prime che sono estratti i grassi vegetali più usati nell'industria alimentare. Dal punto di vista allergologico, gli OGM presentano un rischio in più: la possibile presenza di allergeni in alimenti insospettabili, dovuta al trasferimento di geni da una specie vegetale all'altra. Quindi una commistione di sostanze diverse che possono avere rilevanza nel determinare reazioni infiammatorie o da ipersensibilità.
Al di là delle possibili intolleranze, poi, i ***grassi vegetali idrogenati*** (o transesterificati) presentano rischi per la salute di tutti: il loro processo di produzione, infatti, modifica le caratteristiche dei grassi in modo tale da rendere impossibile la formazione degli acidi grassi a catena lunga (fondamentali per la formazione dei neuroni e dei tessuti nervosi) e da produrre pesanti interferenze nei sistemi di regolazione dei valori di colesterolo da parte dell'organismo. Quando hanno cominciato a essere introdotti sul mercato (dopo il 1950), la loro derivazione vegetale fu sfruttata per presentarne un'immagine positiva e benefica in competizione con i grassi animali, dei quali cominciavano a essere noti i pericoli. Si disse che combattevano il colesterolo, ma in seguito si è scoperto che abbassavano solo quello buono (l'HDL) arrivando così ad aumentare sensibilmente il rischio cardiovascolare e la produzione di radicali liberi nell'organismo. Benché questi dati siano ben noti fin dal 1985, solo dal 1995 nel mondo scientifico ufficiale ha cominciato a destarsi qualche preoccupazione sulla gestione di questo tipo di grassi.

Per chi ha problemi di colesterolo, vale la pena di segnalare che, rispetto a una bistecca di tanto in tanto, è molto più pericolosa e subdola l'assunzione continuativa di grassi vegetali idrogenati, proprio a causa della trasformazione subita dalle loro molecole: dalla forma chimica naturale, detta 'cis', a quella

'trans'. Basta pochissimo per raggiungere nell'alimentazione quotidiana una quantità di acidi grassi 'trans' sufficiente a turbare il metabolismo del colesterolo (una bistecca da 150 g, per esempio, ne contiene la stessa quantità di un singolo biscotto).
Ipersensibilità a singole sostanze quali mais, soia, leguminose, oli di singolo seme, solfato di nichel e lecitina, oltre a quelle verso alcuni additivi alimentari, costituiscono in genere un'indicazione per l'assunzione controllata dei 'grassi vegetali', idrogenati o no, e quindi dei prodotti che li riportano in etichetta tra gli ingredienti. Ma anche in assenza di ipersensibilità specifiche, lo ricordiamo, è molto utile per il benessere generale ridurre l'assunzione dei grassi vegetali e praticarne periodicamente l'astensione per un'intera giornata.

A proposito del nichel

Il nichel è un metallo presente in molti oggetti di uso comune e per questo anche in caso di allergia è difficile evitarne il contatto nella vita quotidiana. Viene ceduto in minima quantità dalle leghe metalliche, ma risulta poco tossico, in quanto scarsamente assorbito dall'organismo. Tuttavia può essere talvolta responsabile di alcune patologie, prevalentemente da contatto. Inoltre può essere presente come contaminante nelle acque di acquedotto e, benché questa contaminazione sia pressoché irrilevante da un punto di vista tossicologico, può però arrecare qualche disturbo alle persone particolarmente sensibili alla sostanza.
Negli ultimi anni, le allergie e le intolleranze al nichel stanno aumentando di frequenza. Anche se molti ritengono che siano prodotte unicamente dal contatto con le leghe metalliche che lo contengono, secondo studi recenti un buon numero di queste patologie guarisce - o almeno migliora nettamente - seguendo una dieta di rotazione sui cibi a elevato contenuto di nichel solfato (o solfato di nichel, vedi scheda) e di grassi vegetali (vedi scheda). In virtù della presenza di abbondanti residui di solfato di nichel nella lavorazione dei grassi vegetali per l'industria alimentare la dieta dell'ipersensibile oggi è una dieta che agisce in particolare su molti cibi industriali.
Inoltre, le dermatiti da contatto appaiono rispondere bene, come documentato da diversi ricercatori italiani (tra i quali il dottor Attilio Speciani, il dott. Marco Fumagalli di Milano e il dott. Giampiero Patriarca di Roma) ai 'vaccini' con diluizioni di nichel. Si tratta di soluzioni iposensibilizzanti a bassa dose (vedi cap. 2), da prendere per bocca e senza rischi, che consentono una dieta più variata e un contatto più libero con gli oggetti che ne contengono.

Per conoscere meglio le intolleranze alimentari

Chi volesse approfondire i temi connessi alle allergie e alle intolleranze alimentari può trovare molte informazioni sul sito internet www.eurosalus.com, dove sono riportate anche le schede alimentari per la dieta di rotazione, regolarmente aggiornate. Molte ricette alternative sono descritte, inoltre, insieme a indicazioni sulle diete di rotazione, nei due libri del dott. Attilio Speciani *Le allergie: cause, diagnosi, terapie* (con Marina Speciani Necchi) e *Resistere all'inquinamento* (con Francesca Speciani), entrambi editi da Tecniche Nuove, Milano.

Per chi desidera sottoporsi a un test DRIA, sullo stesso sito è a disposizione un elenco, regolarmente aggiornato, delle strutture che operano in affiliazione scientifica con la SMA, dove è possibile effettuarlo e sottoporsi alla dieta con la supervisione di un medico esperto. Per rintracciarlo è sufficiente inserire nel motore di ricerca interno le parole 'DRIA and Italia'.

Per i medici e gli operatori della salute che desiderano apprendere l'uso del test DRIA e l'uso della dieta di rotazione, sono previsti specifici corsi (un corso base e uno avanzato, della durata di due giorni ciascuno, ai quali il Ministero della Sanità ha finora riconosciuto 11crediti ECM ciascuno). Per informazioni, si può accedere allo stesso sito (e inserire nel motore di ricerca le parole 'DRIA and formazione') oppure mettersi in contatto con la SMA di Milano (via Ariosto 28, tel. 02-48008454) dove fra l'altro è disponibile, per medici e farmacisti, un approfondito prospetto informativo sul test DRIA, corredato da bibliografia scientifica.

Inoltre, presso questa stessa casa editrice è in uscita un libro per medici espressamente dedicato agli aspetti clinici delle intolleranze alimentari (*Guarire le intolleranze*).

SALE

L'eventuale ipersensibilità alimentare al sale NON può essere imputata al sale in sé; a scatenare la reattività sono piuttosto le eventuali impurità. Inoltre il test DRIA riesce spesso a evidenziare la presenza di un sovraccarico alimentare, e quindi la positività al test potrebbe segnalare un eccesso di sostanze ad alto contenuto di sale nella dieta.
In una dieta che controlli il sale, ***l'eliminazione non è mai assoluta***, ma piuttosto relativa agli alimenti con un elevato contenuto intrinseco di cloruro di sodio, o con molto sale aggiunto nella preparazione, mantenendo comunque nell'alimentazione un ridotto quantitativo di sale: in ambito medico è infatti documentato che l'eliminazione totale può portare un danno maggiore del beneficio.

Riguardo al ***sale da cucina***, quindi, ***è sufficiente ridurre al minimo le quantità*** utilizzate normalmente per condire verdure e pietanze (imparando a utilizzare di più spezie e aromi per modulare i sapori), e salare con molta moderazione le acque di bollitura (per pasta , riso, patate).
È esperienza comune, fra l'altro, che nel giro di un paio di settimane dall'inizio della riduzione del sale nella dieta, il senso del gusto torni più vivo, cosa che consente di apprezzare maggiormente i diversi sapori e, in molti casi, di trovare eccessivamente salato il cibo servito comunemente fuori casa.

L'intervento dietetico vero e proprio consiste invece nell'eliminazione di tutti quei prodotti di preparazione industriale e/o casalinga che contengono molto sale:
DADO DA BRODO: anche quelli solo vegetali e condimenti alternativi quali ***gomasio, miso, tamari.***
SALSE DI QUALUNQUE TIPO: comprese quelle macrobiotiche e ovviamente tutto il ***fast food.***
ESTRATTI DI CARNE O VEGETALI PER BRODO
TUTTI I FORMAGGI: compresi parmigiano e mozzarella, anche in minima quantità, come la classica spolverata sulla pasta.
INSACCATI E SALUMI: tutti.
CARNE AFFUMICATA, SECCA, CONSERVATA: bresaola compresa, anche se "naturale o biologica".
PESCE AFFUMICATO: salmone, aringhe, tonno, ecc.
PESCE CONSERVATO: alici in scatola, acciughe sotto sale, tonno in scatola - anche 'al naturale' - vongole, caviale, ecc.
OLIVE, PATATINE, FRUTTA SECCA TOSTATA E SALATA: tutti gli snack da aperitivo comprese noccioline, mandorle, nocciole, anacardi e simili.
PREPARAZIONI IN SALAMOIA: e quasi sempre anche sottaceti e sottoli.
PRODOTTI DA FORNO: ***focacce, pizze, PANE, cracker, grissini, biscotti***, ecc. Anche i ***dolci***, le ***torte*** e i ***biscotti*** (e soprattutto quelli ***industriali***), come pure il ***pane senza sale*** (tipo toscano), molti ***cereali per la prima colazione***, nonostante le apparenze hanno

un contenuto intrinseco di sale abbastanza elevato: come alternativa si possono usare cereali soffiati, fette di cereali, gallette di riso, patate bollite o al forno, pastasciutta e riso scolato (come nella cucina cinese).

LE ALTERNATIVE

In caso di intolleranza al sale va ridotta al minimo la salatura degli alimenti. Vanno invece ruotati tutti i cibi ad alto contenuto di sale.

Al posto di ***insaccati, carni e pesce conservati o affumicati***, provate un carpaccio, per esempio di carne di manzo o di pesce spada crudi, tagliati sottilissimi e conditi con olio, limone, aromi e verdure tagliate fini. Sul carpaccio, come sulla bistecca, si può mettere un pizzico di sale, che costituisce comunque un quantitativo assai ridotto rispetto a quello assunto, per esempio, con un pezzo di pane e formaggio.

Insieme all'***aperitivo***, servite verdure crude in pinzimonio, oppure accompagnate da una maionese preparata senza sale (o con un solo pizzico) frullando l'uovo col limone e un po' di aglio tritato, con olio di oliva quanto basta per addensare. Per uno ***spuntino stuzzicante***, al posto di pane e formaggio, provate gli antipasti descritti di seguito.

Al posto delle ***salse*** e dei ***dadi da brodo***, provate le ricette riportate di seguito. Ricordate che, ovunque siano presenti aromi dal sapore forte (quali aglio, cipolla, prezzemolo...), l'uso del sale può essere ridotto veramente al minimo. Anche il brodo di carne o di pollo, preparato in casa con cipolla e aromi (e se permesso anche pochissimo sale) è sicuramente da rivalutare.

Il problema delle alternative si pone soprattutto per ***il pane e i prodotti similari***.
Per la prima colazione, se non ci sono ulteriori ipersensibilità, pane e fette biscottate possono essere sostituite con fiocchi di cereali naturali (verificare in etichetta che non contengano sale) e cereali soffiati, con le gallette di riso soffiato o di riso e frumento soffiati (senza sale), con le fette tipo 'cracotte', fatte con estrusi di riso e frumento e crusca. Altri prodotti adatti sono le "Merendine all'amaranto soffiato" (Allos), oppure ancora le "sfogliate al Riso e Mais" (prodotte dalla KI) oppure le "sfogliate di farro" (pure della KI). Un'altra alternativa consentita per variare la prima colazione sono le crêpes.
A pasto, il pane si può sostituire anche con patate bollite, pastasciutta in abbondanza (utilissimi i piatti unici), riso bollito e scolato servito accanto alla portata principale (come nella cucina orientale), polenta sia appena preparata sia affettata una volta fredda e tostata a fette nel grill o nel tostapane. Un'alternativa in più sono i cruscalini (grissini fatti di crusca estrusa).

LIEVITO DI BIRRA e/o LIEVITO CHIMICO

Oltre che dall'esclusione dei cibi che contengono direttamente lievito, l'evidenza clinica indica che la maggior parte delle persone con un'ipersensibilità non IgE mediata ai lieviti trae giovamento dalla rotazione nella dieta anche di tutti i prodotti variamente fermentati. La dieta va applicata quindi anche a ogni prodotto che abbia subito qualche forma di fermentazione, indipendentemente dal fatto che vi sia stato aggiunto lievito di birra o lievito chimico:

TUTTI I PRODOTTI LIEVITATI DA FORNO: pane, crackers, grissini, fette biscottate, biscotti, dolci, prodotti di pasticceria e di panificazione in genere, compresi quelli detti **_'a fermentazione naturale'_** dove si usa comunque una pasta madre lievitata (che passa giornalmente da un impasto all'altro).

La restrizione sui prodotti da forno (almeno inizialmente, salvo diversa indicazione del medico) va estesa anche ai **_cibi cotti in forno in cui sia contenuta farina_**. Anche in assenza di lievito, infatti, durante la cottura le farine subiscono una parziale lievitazione. Questo significa che anche il **_pane azzimo_** va incluso nell'elenco (la miscelazione e la cottura del pane azzimo determinano comunque un parziale processo di fermentazione, anche se ridottissimo), così come le fette tipo **_Wasa_** o altri tipi di **_pane e fette, anche se riportano la scritta 'senza lievito'_**, il **_pain croustillante_**, le **_piadine_**, la **_carta da musica_** sarda (che in alcuni casi possono essere reintrodotti in una fase successiva, una volta che sia aumentato il livello di tolleranza da parte del paziente). Mentre sono ammessi gli estrusi e le fette di cereali soffiati indicati di seguito.

FUNGHI: (essendo essi stessi miceti come i lieviti), sia che si tratti di champignons, porcini, funghi secchi…

TUTTI I FORMAGGI: sia freschi (compresa la ricotta in un primo tempo) sia stagionati, il **_tofu_** (formaggio di soia), lo **_yogurt_** anche se a fermentazione naturale.

LE BEVANDE FERMENTATE: birra, vino, tutti gli **_alcolici_**, il **_tè_** (utilizzabili invece il tè verde, che non è fermentato, gli infusi di erbe e il karkadè). Anche il bortsch, la tipica minestra russa a base di barbabietole lattofermentate.

CONDIMENTI: quali l'**_aceto_** (anche quello di mele), i **_dadi da brodo_** (in quasi tutti, anche in quelli naturali, sono presenti lieviti), la **_maionese industriale_** (che quasi sempre contiene anche aceto) e le **_salse macrobiotiche_** (quasi tutte fermentate, come la salsa di soia e il tamari, il miso).

TRA I FARMACI: gli **_estratti di lievito_**, ma anche molti **_integratori vitaminici_** (in particolare quelli del gruppo B) perché vengono spesso estratti da lieviti. L'eventuale uso di fermenti lattici va discusso col medico.

AVANZI DI CIBO: oppure **_cibi lasciati a fermentare_** o **_ortaggi conservati_** a lungo all'aria aperta. Quando un cibo comincia a diventare acidulo dopo essere rimasto conservato o perché già in partenza era stato acidificato con aceto o limone, significa che sta producendosi una fermentazione acida. Alimenti che tendono ad avviare rapidamente questo tipo di fermentazione sono alcune verdure cotte, il cous cous, le minestre di fagioli, la frutta a pezzi e la macedonia zuccherate. Dopo alcuni giorni, anche la frutta e le verdure conservate all'aria aperta (ma anche i succhi di frutta conservati aperti in frigorifero) iniziano un processo di ossidazione che può interferire con l'efficacia della dieta. Anche le piccole macchie scure che si formano su frutta e verdura devono mettere in allarme: si tratta infatti di miceti che vanno evitati in questo tipo di dieta.

LE ALTERNATIVE

Il problema delle alternative si pone soprattutto per il pane e i prodotti similari.

Per la prima colazione, sempre che non vi siano ulteriori specifiche ipersensibilità, pane e fette biscottate possono essere sostituite con fiocchi di cereali e cereali soffiati, con le gallette di riso soffiato (ormai diffusissime in quasi tutti i supermercati) o di riso e frumento soffiati, con le fette tipo 'cracotte', fatte con estrusi di riso e frumento e crusca. Altri prodotti adatti sono le "Merendine all'amaranto soffiato"(Allos), oppure ancora le "sfogliate al Riso e Mais" oppure le "sfogliate di farro" (prodotte dalla Kl). Un'altra alternativa consentita per variare la prima colazione sono le crêpes (vedi ricetta).

A pasto, il pane si può sostituire, oltre che con le alternative già segnalate sopra, con patate bollite, pastasciutta in abbondanza (utilissimi i piatti unici), riso bollito e scolato servito accanto alla portata principale (come nella cucina orientale), polenta sia appena preparata sia affettata una volta fredda e tostata a fette nel grill o nel tostapane. Un'alternativa in più sono i cruscalini (grissini fatti di crusca estrusa).

Tra i dessert, se è vero che le torte classiche non rientrano nella dieta, esiste però una vasta gamma di dolci al cucchiaio completamente privi di lievito e farina: panna cotta, budini, gelati, sorbetti, creme, oltre naturalmente a torrone, croccante, meringhe, cioccolato. Sono consentiti anche gli amaretti (se privi di farina).

Tra gli snack e gli antipasti, le classiche tartine possono essere sostituite da fettine di polenta grigliata (eventualmente decorate con un'acciuga sott'olio), da bastoncini di verdure crude serviti con maionese al limone (preparata al momento, in modo che non dia avvio a una fermentazione acida), da una frittata di zucchine o cipolle tagliata a dadini, da crêpes ripiene di verdure, da fettine di polpettone di fagiolini e patate , da stuzzichini di carne o pesce (vedi le ricette di seguito). Quando assale la voglia di uno spuntino immediato, croccante e saporito, il classico pezzo di pane e formaggio può essere sostituito da una fettina di fesa di tacchino alla piastra tagliata a listelli e intinta nella maionese.

Un aperitivo alcolico, si può sostituire brillantemente con del tè verde con foglioline di menta, da karkadè con pezzi di frutta o da un cocktail di frutta e verdura tra quelli descritti di seguito.

LATTE VACCINO (E/O BURRO E/O FORMAGGIO GRANA)

Benché latte, burro e formaggio grana vengano testati separatamente, ai fini della terapia dietetica è indifferente che risulti una reattività solo verso una o l'altra di queste formulazioni perché la reazione indica comunque un'ipersensibilità alle proteine e ai grassi bovini. Per questo nella dieta va escluso l'intero gruppo di sostanze e, talvolta, se il medico lo ritiene necessario, anche la carne bovina. La dieta base non riguarda quindi solo il latte ma anche tutti i suoi derivati, comprese le preparazioni industriali che rechino in etichetta, tra i componenti, anche ***'siero di latte', 'lattoalbumina', 'lattoglubulina', 'caseina', 'lattosio' o 'proteine del latte o vaccine'***.

L'esclusione riguarda inoltre il ***latte di altre specie animali***: nel latte animale di qualsiasi tipo infatti c'è una parte terminale della molecola della lattoalbumina che sembra in grado di determinare una reazione crociata nel giro di pochissimo tempo. A fronte di un problema di intolleranza, piuttosto che sostituire il latte con prodotti di difficile reperibilità che possono dare un vantaggio solo transitorio, è preferibile la graduale reintroduzione del latte vaccino.

Il latte è presente nei seguenti prodotti:

LATTE E SUOI DERIVATI: qualsiasi tipo di latte vaccino, anche se privo di lattosio (tipo accadì) oppure in polvere o condensato, ***panna, yogurt, burro***, qualsiasi tipo di ***formaggio sia fresco sia stagionato*** (compresi ***parmigiano*** e ***mozzarella***).

PRODOTTI DI PASTICCERIA E DOLCI: biscotti, cioccolato al latte o fondente, pasta frolla, merendine, brioches, cialde, miscele per torte, alcuni tipi di crackers, dolciumi in genere, come i gelati, le creme, il caramello, i budini, ecc., alcune miscele di fiocchi di cereali o muesli (tipo Alpen) e alcuni pani speciali (spesso i francesini e le biovette, oltre che quasi sempre il pan carré, ma è bene informarsi direttamente presso il proprio panettiere).

SALUMI E INSACCATI: prosciutto cotto, salame, mortadella, salsiccia, wurstel, paste ripiene, ecc. Prosciutto crudo, coppa, bresaola, culatello e carne secca non contengono in genere latte o siero di latte.

PRODOTTI CONFEZIONATI PER L'INFANZIA: biscotti tipo Plasmon, alcune pastine, molti omogeneizzati, liofilizzati, farine lattee.

È inoltre importante ricordarsi di controllare la presenza di derivati del latte nei seguenti prodotti:

Molti ***prodotti dietetici, iperproteici e vitaminici, e integratori salini per sportivi***. Molti di questi prodotti sono derivati da proteine del latte (va quindi controllata bene in etichetta l'eventuale presenza di caseinati, siero di latte, lattosio, ecc.).

Numerosi ***farmaci*** che contengono lattosio tra gli eccipienti: non sempre il lattosio proviene estrattivamente dal latte, e quindi sarà il medico ad indicare la eventuale necessità di cambiare i farmaci utilizzati.

Molti prodotti di cosmesi.
Se il medico lo indica, inoltre, in base alla valutazione di una reattività crociata tra latte e carne bovina, dalla dieta andranno esclusi anche tutti i ***derivati carnei di bovino***: carne, midollo, osso, frattaglie, paste ripiene, insaccati di manzo o misti, dadi da brodo ed estratti di carne, ragù, paté.

LE ALTERNATIVE

Dato che non è difficile cucinare senza burro, il problema delle alternative si pone soprattutto per il latte in sé (a cui molti hanno difficoltà a rinunciare), per i dolci e per formaggi e insaccati, alimenti che spesso risolvono il problema di una cucina laboriosa o di un rapido spuntino. Per il ***pane*** vale sempre la pena di chiedere al fornaio una qualità che sia sicuramente priva di latte. In mancanza di garanzie, meglio rivolgersi altrove.

Al posto del latte: tutti i latti vegetali: latte di mandorle, di riso, di avena, di soia, di noci. La sostituzione del latte vaccino con latte di soia non dovrebbe essere automatica, ma valutata attentamente nel corso del test, in quanto la reattività alla soia negli ultimi anni ha quasi raggiunto la proporzione che si registra per il latte vaccino, cioè circa il 30% della popolazione degli intolleranti.
Al posto dei dolci (soprattutto di quelli industriali): dolci fatti in casa talvolta semplicemente sostituendo il burro con olio e il latte vaccino con un latte vegetale sostitutivo. Biscotti: ne esistono ormai sul mercato di privi di latte (ma occhio all'etichetta, per evitare che contengano comunque lattosio o proteine del latte); poi savoiardi, amaretti, pavesini, cereali per la prima colazione, pane comune o gallette di riso soffiato con marmellata o miele. Permessi anche lo zabaglione (caldo o freddo) e, invece del gelato, ghiaccioli e sorbetti (controllando che siano privi di latte perché non tutti lo sono). In mancanza di una reattività specifica, anche gelato di soia. Oggi è possibile trovare sul mercato anche cioccolato garantito privo di latte.
Tra gli snack, gli antipasti e gli aperitivi: le classiche tartine possono essere sostituite da fettine di polenta grigliata o da pane a fette (attenzione al pan carrè che quasi sempre contiene latte in qualche forma) con mousse di vario tipo (molto indicate quelle di pesce cotto, semplicemente frullato con qualche erba aromatica e magari maionese, o di legumi), da bastoncini di verdure crude serviti con maionese o una mousse, da una frittata di verdure tagliata a dadini, da stuzzichini di carne o pesce, da frutta secca (anche salata). Quando assale la voglia di uno spuntino immediato, oltre che ai cibi suddetti si può sempre ricorrere a una fetta di prosciutto crudo, coppa, bresaola, culatello.

FRUMENTO
(FARINA BIANCA E/O INTEGRALE DI FRUMENTO)

Nonostante le differenze tra farina bianca e farina integrale di frumento, ai fini di una corretta impostazione dietetica bisogna prendere in considerazione entrambe, e anche la sola crusca. ***Un'intolleranza alla farina di frumento non è la stessa cosa di una celiachia***, ovvero l'allergia al glutine. Nella farina di frumento, infatti, oltre al glutine esistono numerosi altri antigeni. A meno che il medico non dia un'indicazione specifica in questo senso, nella dieta per l'***intolleranza al frumento*** non sono ammessi i '***prodotti senza glutine***' (messi a punto per chi soffre di celiachia), perché si tratta di alimenti privati di un solo antigene, ma il soggetto in cura potrebbe avere una reattività verso altri componenti presenti.

Il frumento è contenuto nei seguenti alimenti:

PANE E PRODOTTI DA FORNO: pane bianco e pane integrale, grissini, fette biscottate, biscotti, dolci, torte, brioches, pasticceria fresca e secca, pizze, tartine. Anche i pani di altri cereali, come quello di avena, di mais o di soia, sono quasi sempre misti: per renderli morbidi viene normalmente aggiunta una certa percentuale di farina di frumento. Occorre quindi accertarsi della loro reale composizione e, in caso di dubbio, astenersene.

PASTE ALIMENTARI: ogni tipo di pasta alimentare (comprese quelle integrali e all'uovo) di preparazione sia industriale che casalinga (fanno eccezione le paste indicate di seguito tra le alternative).

CRUSCA E PREPARAZIONI INTEGRALI MISTE: nel caso di prodotti multi-cereali, come per esempio i fiocchi per la prima colazione e alcuni spuntini (anche dietetici o integrali) è necessario accertarsi della esatta composizione.

VARI PRODOTTI NATURALI O MACROBIOTICI: semola, semolino, bulghur, cous-cous sono tutti frumento in varie forme. La farina di kokkoh, il caffè di cereali 'yannoh' e il seitan ne contengono.

IMPANATURE: sia con pangrattato, sia con farina. Consentita invece l'impanatura con farina di mais o fiocchi di singoli cereali (per esempio avena).

CREME E SALSE DI PREPARAZIONE INDUSTRIALE: salse varie (ad esempio la salsa di soia e alcuni tipi di maionese), besciamelle, dessert, budini, gelatine; talora alcuni tipi di gelati industriali contengono farina di frumento come 'addensante'.

BIRRA, WHISKY E ALCUNI TIPI DI MALTO: oltre alle birre a base di frumento (tipo Weiss beer), in una prima fase della dieta va escluso qualunque tipo di birra in quanto non si può considerare il suo processo di produzione completamente esente da contaminazioni con il frumento. Lo stesso vale per il whisky: se nello scotch la sua presenza è certa, anche per quello 'single malt' esiste la possibilità di contaminazione.

COPERTURE O CROSTE DI FORMAGGI TENERI: tipo Brie, Chamois, ecc.

PREPARATI INDUSTRIALI CONTENENTI SEMOLA DI GRANO

PRODOTTI RECANTI LA DICITURA 'LEGANTI VEGETALI O CELLULOSICI'.

LE ALTERNATIVE

Il problema delle alternative si pone soprattutto per il pane e la pasta.
Sempre che non esistano ulteriori intolleranze, i prodotti a base di frumento si possono sostituire con gli equivalenti a base di ***orzo***, ***riso, mais, grano saraceno, avena, miglio*** e ***quinoa*** (purché completamente privi di frumento). ***Si esclude invece la possibilità di sostituire sistematicamente il frumento con segale, farro o kamut in quanto, benché diversi dal punto di vista genetico, si tratta di cereali che presentano una tale somiglianza con il frumento da impedire lo spegnersi della reattività (e quindi della sintomatologia).*** L'uso occasionale di questi cereali sostitutivi potrebbe essere consentito dal medico in una seconda fase della dieta.
Al posto della pasta di grano, si possono usare tutte le paste alternative come spaghetti di riso (tipici della cucina cinese), di soia o di mais (ormai in vendita anche in molti supermercati), veneziane e asolane in diversi formati (della ditta Ki), riso o altri cereali tra quelli indicati sopra (cotti in modo vario), patate o polenta.
Al posto del pane, riso bollito e scolato, polenta (anche grigliata a fette), patate bollite o al forno possono accompagnare degnamente un secondo piatto proteico.
Per la prima colazione, pane, biscotti, crackers e fette biscottate possono essere sostituiti con fiocchi di cereali (solo dopo essersi accertati che siano senza frumento) e cereali soffiati, con gallette di riso soffiato (ormai diffusissime in quasi tutti i supermercati e sempre un ottimo sostituto del pane). Altri prodotti adatti sono le "Merendine all'amaranto soffiato"(Allos), oppure ancora le "sfogliate al Riso e Mais" (prodotte dalla KI).
Per l'impatatura, si possono usare farina di mais, corn flakes (senza malto aggiunto) sbriciolati o fiocchi d'avena macinati fini.
Per i dessert, se è vero che le torte classiche non rientrano nella dieta, esiste però una vasta gamma di dolci al cucchiaio completamente privi di farina: panna cotta, budini, gelati, sorbetti, creme, oltre naturalmente a torrone, croccante, meringhe, cioccolato, amaretti. Quando non sono fatti in casa, è sempre opportuno verificare che questi dolci non contengano frumento in qualche forma, anche come additivo, o leganti vegetali o cellulosici.
Per gli snack e gli antipasti, le classiche tartine possono essere sostituite da gallette di riso soffiato decorate a piacere, da fettine di polenta grigliata con speck, formaggio, paté o mousse di tonno, da bastoncini di verdure crude serviti con maionese o altra salsa, da una frittata di verdure tagliata a dadini, da quadretti di polpettone di fagiolini e patate, da stuzzichini di carne o pesce (vedi le ricette di seguito). Quando assale la voglia di uno spuntino immediato, croccante e saporito, il classico pezzo di pane e formaggio può essere sostituito da una fettina di fesa di tacchino alla piastra tagliata a listelli e intinta nella maionese.

GRASSI VEGETALI
(IDROGENATI, NON IDROGENATI, TRANS-ESTERIFICATI...)

Alla preparazione dei grassi vegetali, utilizzati quasi ovunque nell'industria alimentare (dai grissini ai gelati, dai crackers alla nutella), concorrono diversi ***oli trattati o cotti, la cui provenienza non è normalmente specificata in etichetta***. Molto spesso si tratta di olio di mais, di soia o di arachide.
Ipersensibilità a singole sostanze quali mais, soia, leguminose, oli di singolo seme, solfato di nichel e lecitina costituiscono in genere un'indicazione per l'assunzione controllata anche dei 'grassi vegetali', idrogenati o no, e quindi dei prodotti che li riportano in etichetta tra gli ingredienti. Tuttavia, se non esiste una specifica intolleranza o se non è espressamente indicato dal medico, i singoli oli di semi, crudi, sono utilizzabili. Per esempio: una persona con ipersensibilità al mais dovrà controllare con la dieta i grassi vegetali indicati in questa scheda e l'olio di mais cotto o crudo, ma potrà usare liberamente l'olio di oliva crudo, di girasole crudo e così via.

Usati a livello industriale soprattutto come 'amalgamanti' ed 'emulsionanti', i grassi vegetali vanno ritenuti presenti - salvo qualche rara eccezione - in questi gruppi di alimenti:
MARGARINE: grassi vegetali idrogenati per definizione.
PRODOTTI IN SACCHETTO: crackers, biscotti, fette biscottate, grissini (anche quando l'etichetta riporta 'olio non idrogenato' o 'olio d'oliva'), patatine fritte.
PANI SPECIALI: conditi, all'olio, pani integrali, le fette da toast, le focacce, le fette biscottate, i crostini (anche quando si tratta di prodotti integrali o naturali).
CIOCCOLATO, GELATI, CARAMELLE, ALCUNE MARMELLATE: dove i grassi sono presenti come stabilizzanti ed emulsionanti. Nel cioccolato è presente il burro di cacao, che è comunque un grasso vegetale trattato.
PASTICCERIA INDUSTRIALE: biscotti, brioche, merendine, torte, pasticcini, snacks.
FRUTTA SECCA E SEMI OLEOSI: mandorle, nocciole, pistacchi, pinoli, arachidi, noci, sesamo, cocco essiccato, semi di lino, di zucca o di girasole (e i prodotti che ne contengono, come la farina di kokkoh), al naturale o tostati: i processi di conservazione comportano una possibile alterazione degli oli contenuti.
DADI DA BRODO: anche quelli solo vegetali e condimenti alternativi a base di sesamo (gomasio, tahin).
FRITTI E GRASSI COTTI: la degenerazione degli oli indotta dal calore può provocare la formazione di acidi grassi 'trans', cioè di quella peculiare disposizione delle molecole che sembra maggiormente responsabile dei danni prodotti dai grassi vegetali idrogenati. Vietatissimo, ovviamente, ***tutto il fast food***.

Oltre agli alimenti indicati sopra, l'esclusione va attuata (almeno in fase iniziale) per tutti i ***CIBI COTTI contenenti oli di qualunque tipo***. Cuocendo, infatti, gli oli vanno soggetti a modificazioni analoghe a quelle dell'idrogenazione. Anche quando un'etichetta (per esempio dei crackers o dei grissini) segnala la presenza di 'olio non idrogenato' o di 'olio naturale', non si può sapere con certezza quale sia la composizione finale del grasso al termine della cottura.

LE ALTERNATIVE

Gli ***oli di singolo seme***, crudi, possono essere utilizzati come alternativa per il condimento, sempre che non abbiano dato risultati positivi al test. Questi oli (tra i quali ricordiamo soia, girasole, mais, arachide, cartamo, vinacciolo...), rispetto a quelli di semi vari o a quelli che rientrano sotto l'indicazione generica di 'grassi vegetali', sono in genere più affidabili, anche se non si può escludere completamente la possibilità che un olio di singolo seme contenga residui di mix di altri tipi di semi. L'indicazione ***'spremuto a freddo'*** offre ulteriori garanzie sulla presenza di un unico seme e anche sulla qualità nutrizionale del prodotto.
La ***margarina***, se si è soliti usarla, si sostituisce con burro (se non si è intolleranti ai latticini), olio d'oliva extravergine o un olio di singolo seme spremuto a freddo.
Per il ***pane*** vale sempre la pena di chiedere al fornaio una qualità priva di grassi.
Il problema delle alternative si pone soprattutto per ***i prodotti da forno*** in sacchetto.
Per la prima colazione e gli snack, salvo ulteriori specifiche ipersensibilità, biscotti, crostini e fette biscottate possono essere sostituite con fiocchi di cereali e cereali soffiati, con le gallette di riso soffiato (ormai diffusissime nei supermercati) o di riso e frumento soffiati, con le fette tipo 'cracotte', fatte con estrusi di riso e frumento e crusca. Un'altra alternativa consentita per variare la prima colazione sono le crêpes (vedi ricetta).
Al posto dei ***dolci industriali*** e delle ***merendine***, sono sicuramente preferibili torte e biscotti fatti in casa, piuttosto sostituendo i grassi di qualunque ricetta con burro biologico o, in caso di intolleranza ai latticini, quando il medico lo permette, con un olio di qualità. Però senza frutta secca, tutta ricca di oli vegetali. Come alternativa al ***gelato***, provate uno zabaglione (eventualmente congelato in freezer) o un sorbetto casalingo.
Insieme all'***aperitivo***, invece di crostini, grissini, patatine e frutta secca tostata, servite formaggio a dadini e verdure crude in pinzimonio, oppure accompagnate da una maionese (vedi ricetta) o altra salsa fatta in casa.
Al posto dei ***dadi da brodo***, provate le ricette riportate di seguito. Ricordate che, se siete abituati a insaporire le pietanze con un po' di dado, un'alternativa salutare e gradevolissima è rappresentata dall'uso di piante aromatiche (aglio, maggiorana, prezzemolo, origano, santoreggia, dragoncello, timo, erba cipollina...).

NOTA BENE: Qualsiasi cottura altera i grassi vegetali. ***Nella dieta di rotazione l'olio si può sempre usare crudo*** (salvo reattività specifiche segnalate dal medico), ***aggiungendolo a cottura ultimata***.

ZUCCHERO
(BIANCO E DI CANNA)

Per 'zucchero' si intende il saccarosio, presente sia nello zucchero bianco purificato e cristallizzato (estratto dalla barbabietola), sia nello zucchero di canna, anche grezzo. Salvo precise istruzioni del medico, quindi, i due tipi di zucchero non possono sostituirsi a vicenda. Anche il miele, seppure in quantità minore, contiene saccarosio (per lo più trasformato in fruttosio e levulosio da un enzima delle api); neanche il miele può quindi essere usato come alternativa allo zucchero, se non su precisa indicazione del medico.

Lo zucchero è contenuto di norma nei seguenti alimenti:
MIELE E MARMELLATE, LATTE CONDENSATO E IN POLVERE
CONFETTERIA, PRODOTTI DI PASTICCERIA, GELATI: tutti i prodotti di pasticceria, secca o fresca, casalinga o industriale, caramelle, fondants, gelatine, ***gomme da masticare***, confetti, cioccolato, marrons glacées, merendine, meringhe, torrone, marzapane, creme, budini, nutella, frutta sciroppata, ecc., e tutti i ***gelati***, compresi quelli alla frutta, i sorbetti e i semifreddi. Da non dimenticare: gli ***yogurt alla frutta*** e in alcuni casi lo yogurt 'bianco', sono dolcificati.
BEVANDE DOLCI O DOLCIFICATE: succhi di frutta e bevande alla frutta (come aranciata, limonata ecc.), bibite (bevande tipo coca-cola, chinotto, acqua tonica...), aperitivi in genere (alcolici e non), amari digestivi, liquori dolci (amaretto, mandarinetto, liquori all'arancia, vov...), integratori salini per sportivi. Segnaliamo inoltre la possibile presenza del caramello come colorante naturale in molte marche di whisky e di marsala.
ALCUNE MISCELE SOLUBILI PER LA PRIMA COLAZIONE E TISANE LIOFILIZZATE: ovomaltina, nesquik, cioccolata calda (a meno che non sia preparata in casa senza zucchero), camomilla liofilizzata…
ALCUNI PRODOTTI DI PANIFICAZIONE: praticamente la quasi totalità delle fette biscottate, dei pani da toast, e molti tipi di focaccia. Ovviamente tutti i biscotti, le cialde e i prodotti similari.
CEREALI E FIOCCHI PER LA PRIMA COLAZIONE: a meno che non sia espressamente indicato in etichetta.
MOLTE SALSE E DADI DA BRODO: salsa di soia, salse industriali, estratti di carne, concentrati di pomodoro (verificare sempre la composizione in etichetta).
PRODOTTI IN SCATOLA: in particolare i piselli, le carote e i pomodori pelati, gli omogeneizzati, le farine lattee.
ALCUNE PREPARAZIONI FARMACEUTICHE: come in genere gli sciroppi e numerose compresse. Contengono inoltre zucchero quasi tutte le pastiglie da lasciare sciogliere in bocca. Sarà il medico a valutare l'opportunità di sospendere o variare eventuali cure in corso.

LE ALTERNATIVE

Come alternativa, si può usare il fruttosio (ad esempio Fructan) oppure, solo su consiglio del medico, si possono usare alcuni dolcificanti sintetici. È bene segnalare che la sostituzione riguarda solo la ***dolcificazione***: la nostra esperienza clinica mostra infatti come la sostituzione massiccia dello zucchero (saccarosio) con il fruttosio nella preparazione di torte e gelati porti spesso a sviluppare un'ipersensibilità al fruttosio nel volgere di pochi giorni. In questo caso, si tratta probabilmente, più che di reattività al saccarosio in quanto tale, del segnale di una sensibilità dell'organismo agli zuccheri semplici a veloce assorbimento. La dieta punterà quindi sull'uso preferenziale di carboidrati complessi e sull'eliminazione di quelli semplici (cioè fruttosio, saccarosio e alcol), tutte sostanze a veloce assorbimento, che innescano un particolare meccanismo di produzione dell'insulina. Talvolta la reattività segnalata dal test DRIA è un indice di un problema in quest'area.

I **dolci** possono essere parzialmente sostituiti con dolci e gelati preparati in casa senza zucchero (l'uso di mele o altra frutta aiuta, ma non dà mai altrettanta soddisfazione).

Se il medico lo consente, si possono usare ***caramelle, chewing-gum*** e pezzi di liquirizia senza zucchero.

Al posto della ***marmellata*** (per esempio nelle crêpes o sul pane) si può utilizzare della composta di frutta preparata senza zucchero, sempre che non esista anche un'ipersensibilità al fruttosio.

Per le ***conserve in scatola***, esistono prodotti senza zucchero aggiunto al liquido di conservazione (controllare l'etichetta). Un'alternativa sicura sono i corrispondenti prodotti surgelati, che non ne contengono.

NICHEL SOLFATO

Oggetti

La restrizione del contatto con gli oggetti che contengono nichel va effettuata su richiesta specifica del medico, e solo in determinati casi di allergia da contatto vera, non necessariamente in tutte le forme legate a reazione ad alimenti. Sarà quindi il medico a fornire eventuali indicazioni sugli oggetti e i prodotti da evitare.

Alimenti

La possibilità che i sali di nichel siano introdotti con l'alimentazione è un problema rilevante. Recenti lavori scientifici hanno evidenziato con precisione che la sintomatologia tipica dell'allergia al solfato di nichel, ritenuta prima solo da contatto, è dovuta in realtà anche all'introduzione alimentare di sostanze che lo contengono. In molti cibi si trova un minimo di solfato di nichel, ma la nostra scelta è di agire con una dieta mirata solo sugli alimenti che ne contengono in buona misura, quali:

SPINACI, FUNGHI, KIWI, CACAO, POMODORO, PERA, ASPARAGI, RABARBARO

UVA PASSA, PRUGNE (segnalazione clinica ripetuta, dott. Alberto Bollo, centro DRIA, Genova).

LENTICCHIE: sono le leguminose con il massimo contenuto di nichel. I fagioli e i piselli (in ordine decrescente) ne contengono meno. Di solito non togliamo questi ultimi dalla dieta a meno che non siano segnalate reazioni individuali.

MAIS, CIPOLLA: per cipolla e mais, è da escludere l'uso abbondante, mentre la quantità di cipolla necessaria per un soffritto, i pochi chicchi di mais che possono dar colore a un'insalata o una manciata di corn flakes di tanto in tanto nel latte della prima colazione sono ammessi dalla dieta. Una polenta, una zuppa di cipolle, mezzo sacchetto di corn flakes o di pop corn vanno ovviamente considerati come 'uso abbondante' di questi alimenti.

ARINGHE, OSTRICHE, CIBI IN SCATOLA

MARGARINE E GRASSI VEGETALI (IDROGENATI O NON): alla loro preparazione concorrono diversi oli, e molto spesso quelli di mais, di soia e di arachide. Vengono usati a livello industriale soprattutto come 'amalgamanti', e la loro presenza nell'alimentazione comune è veramente ragguardevole: salvo qualche rara eccezione, i GRASSI VEGETALI (sia idrogenati che non-idrogenati) vanno ritenuti presenti nei gruppi di alimenti industriali indicati di seguito (e più dettagliatamente nella ***scheda allegata***). Esempi comuni di prodotti che ne contengono e vanno quindi eliminati o ruotati nella dieta sono tutti i prodotti in sacchetto (cracker, biscotti, grissini, patatine fritte, arachidi e noccioline tostate), i pani speciali (come quelli conditi, all'olio, numerosi pani integrali, le fette da toast, le focacce, i crostini), cioccolato, gelati, caramelle, tutta la pasticceria e la biscotteria industriale (merendine, biscotti, brioche, pasticcini e tutti gli snack), i dadi da brodo (anche quelli solo vegetali), alcune marmellate, il fast food, i cibi fritti, la frutta secca e i semi oleosi.

Note

- ✓ Per quanto riguarda l'eventuale presenza di solfato di nichel nell'***acqua di acquedotto*** per uso alimentare, le indicazioni sulla sua eventuale restrizione (rarissima e limitata a casi di estrema gravità), che comporta l'uso di acqua minerale anche per la preparazione e la cottura di cibi, dovranno essere seguite ***solo su specifica indicazione del medico***.
- ✓ In alcuni casi, quando la sensibilità al nichel è molto elevata, potrebbe essere richiesta dal medico un'assunzione controllata anche di: farina di frumento, lievito, tè, eventualmente riso integrale e frutta secca (come indicato nella scheda allegata).

LE ALTERNATIVE

Se il medico lo richiede, gli utensili di metallo possono essere sostituiti con oggetti analoghi in plastica, vetro o acciaio inox. Anche le pentole smaltate e quelle di teflon possono essere usate liberamente. (Peraltro vale la pena di ricordare che la reattività alimentare 'alla brioche' è più intensa in genere rispetto a quella legata agli utensili di metallo).

Riguardo alla dieta, una buona alternativa ai prodotti industriali sono i cibi preparati in casa. Inoltre si darà la preferenza al pane comune. Al posto del dado da brodo, si può fare un maggiore uso di erbe aromatiche per insaporire le pietanze o di vero brodo di pollo o di carne.

Le esclusioni in caso di intolleranza ad additivi alimentari

Sappiamo purtroppo che anche gli alimenti più semplici che troviamo oggi sul mercato, come la frutta o il riso, vengono in qualche misura trattati con sostanze chimiche di vario tipo, sia nella fase di coltivazione sia nei processi di pulizia e conservazione. In caso di ipersensibilità verso qualche additivo alimentare, tuttavia, la strada più facile da percorrere è quella di evitare (nei giorni di dieta) ***tutti i cibi industriali che comprendano più di un singolo alimento, dai budini ai sottaceti, dai gelati alle marmellate, dalle bibite analcoliche alle caramelle e ai chewing-gum***.
In più, segnaliamo alcuni 'insospettabili' verso i quali va fatta particolare attenzione quando siano state verificate le seguenti intolleranze.
Acido L-ascorbico (vitamina C) E300: tutte le preparazioni farmaceutiche con vitamina C, carne fresca confezionata, carne trita (si può chiedere però al macellaio di tritarla al momento), insaccati e salumi (ma talora assente in bresaola e prosciutto crudo), latte in polvere. Vietati anche il sodio L-ascorbato (E301), il calcio L-ascorbato (E302) e il palmitato di ascorbile (E304). Presente naturalmente in molta frutta e verdura fresca, la cui esclusione dalla dieta va effettuata però solo su specifica indicazione del medico.
Alginato di sodio E400-E401: alghe come la spirulina e il kelp (e integratori alimentari che ne contengono), verdure in scatola (fagioli, piselli, carote, asparagi, funghi), alcuni yogurt, alcuni dadi da brodo, pasti sostitutivi ipocalorici, bibite dietetiche aromatizzate.
Benzoato di sodio e metilparaossibenzoato (sigle comprese tra E210 e E218): mirtilli, prugne (sia fresche sia secche), qualsiasi tipo di formaggio, yogurt, caviale e uova di lompo, gamberi e gamberetti (permessi però quelli surgelati), caglio, liquori e molti farmaci.
Eritrosina E127: tutti i prodotti che possono contenere un colorante rosso/rosa (compresa la crosta del formaggio olandese), gamberi e gamberetti (soprattutto surgelati), surimi, yogurt alla frutta, caviale e succedanei.
Etilvanillina: lieviti chimici, zucchero a velo, preparati per l'infanzia (omogeneizzati, pappe, farine lattee), cacao in polvere, cioccolato, canditi, marmellate di cotogne e di castagne, liquori, vini e yogurt aromatizzati, prodotti contenenti 'vanillina' o 'aroma naturale di vaniglia' (permessa però la vaniglia naturale in baccelli).
Farina di semi di carrube (E410) e farina di semi di guar (E412): integratori di supporto alle diete dimagranti, prodotti per diabetici, farina e fiocchi di patate.
Metabisolfito (MBS): tutta la frutta fresca (eccettuati i frutti con buccia spessa a patto che venga eliminata completamente: banane, castagne, fichi, ananas), vino, tutti i derivati della frutta (compresi aceto, vino, frutta secca, disidratata, candita, sotto spirito, sciroppata, in scatola; marmellate, omogeneizzati di frutta, aperitivi alla frutta...), adrenalina iniettabile.

Pectine E440: molte conserve in scatola, per esempio, funghi, asparagi, carote, pesce, yogurt alla frutta.
Pirofosfato disodico E450: formaggini, formaggio fuso, insaccati, latte concentrato in polvere, brodi di carne.
Potassio sorbato E202: tutti i derivati della frutta (vedi metabisolfito), derivati del latte (anche grana, caglio, burro, yogurt, formaggi molto elaborati), grassi e oli (permesso solo l'olio d'oliva), margarine e tutti i grassi idrogenati, pappa reale.
Tartrazina E102: tutti i prodotti che possono contenere un colorante giallo (compresa la crosta di alcuni formaggi), fiocchi di patate, gamberetti, succedanei del caviale, alcuni yogurt.

Ovviamente, oltre agli alimenti segnalati, va evitato nei giorni di dieta anche qualunque prodotto riporti in etichetta la presenza dell'additivo verso il quale esista una ipersensibilità.

TABELLA DELLE SOSTANZE TESTATE NEI CENTRI DRIA

Di seguito elenchiamo le sostanze attualmente testabili presso le strutture che operano in affiliazione scientifica con la SMA in tutta Italia.

Alimenti vari

Orthohistaminum*
Alcool etilico*
Cacao*
Caffè*
Carni: Bovina*, Suina*, Pollo*, Tacchino, Insaccati*
Cereali: Avena, Farina bianca*, Frumento* integrale, Mais* (granoturco), Orzo perlato*, Farro, Miglio, Riso bianco*, Segale
Dado da brodo*
Fruttosio
Latticini: Latte*, Burro*, Formaggio grana*
Soia*, Lecitina di soia*
Leguminose*
Lieviti: Lievito chimico*, Lievito di birra*
Malto
Oli: di Girasole, di Oliva*, di Arachidi, di Semi vari*, di Mais, di Soia, di Riso
Sale*
Tè*
Uova*
Verdure: Aglio, Carota, Cipolla, Patata*, Pomodoro*, Solanacee, Zucchine
Zucchero bianco*
Latte di capra
Crostacei
Pesce*

Frutta

Frutta secca
Albicocca
Ananas
Arancia
Banana
Ciliegia
Fico
Fragola
Kiwi
Limone*
Mandarino
Mela*
Pera
Pesca
Pompelmo
Prugna
Uva
Castagne
Mix Bosco
Mix Esotico
Mandorle, Nocciole, Noci, Arachidi
Spezie varie

* Le sostanze segnate con l'asterisco sono quelle che vengono valutate nel "Test Base" nei centri DRIA

Inalanti e micofiti

Alternaria
Ambrosie (mix)
Aspergillus sp.
Betulacee
Candida
Cane (peli)
Cavallo (crine)
Cipresso
Composite (mix)
Dermatoph. Farinae
Dermatoph. Pteronyssinus
Fagacee
Gatto (peli)
Graminacee
Nocciolo
Parietaria giudaica
Parietaria officinalis
Salicacee
Penicillium sp.
Saccaromices Cerevisiae
Tiglio
Olea Aeuropaea
Castanea
Platanus
Orthohistaminum
Micofiti (mix)*

Conservanti, additivi, coloranti

Acido salicilico* e Salicilati naturali
Acido ascorbico*
Alginato di sodio
Carrube
Eritrosina
Etilvanillina
Guar
Lattosio
Metabisolfito
Paraossibenzoato di Metile
e Propile (mix)*
Pectine
Pirofosfato disodico
Potassio sorbato
Solfato di nichel*
Tartrazina*
Balsamo del Perù

Per alcune sostanze particolari, richieste dal paziente, viene talvolta utilizzata una preparazione estemporanea, di cui va però ricordata la non corrispondenza agli standard di effettuazione del test.

FRUTTA E VERDURA DI STAGIONE

Considerata l'estensione del nostro paese, la stagionalità dei prodotti ortofrutticoli può variare anche in modo consistente. Per questo, la tabella va considerata solo come un'indicazione di massima, tenendo conto che alcune verdure, come molte varietà di insalata verde,

Primavera

Ciliegie
Fragole
Kiwi
Mele
Pere

Asparagi
Bietole
Broccoli
Carciofi
Carote
Cavolfiori
Cipollotti freschi
Finocchi
Piselli
Porri
Ravanelli
Rucola
Spinaci
Zucca

Estate

Albicocche
Angurie, cocomeri
Ciliegie
Fragole
Fichi
Meloni
Pesche, pesche noci
Susine
Uva

Aglio, cipolle
Bietole
Cetrioli
Fagiolini
Fave
Melanzane
Peperoni
Pomodori
Ravanelli
Rucola
Zucchine

il sedano, le patate e i cavoli, sono disponibili tutto l'anno. Acquistare frutta e verdure coltivate in modo naturale vicino al luogo in cui vengono consumate, ogni volta che è possibile e a patto che non si tratti di zone ad elevato rischio ambientale, è sempre la scelta migliore.

Autunno

Agrumi
Castagne
Kaki
Kiwi
Mele e pere
Uva

Cavolfiori
Bietole
Broccoli
Finocchi
Funghi
Melanzane
Peperoni
Porri
Ravanelli
Spinaci
Verze
Zucca

Inverno

Agrumi
Kiwi
Mele
Pere
Noci

Barbabietole
Biete, erbette, bietole
Broccoli
Cime di rapa
Carciofi
Cardi
Cavolfiori
Finocchi
Indivia
Porri
Rape
Spinaci
Zucca

Capitolo 4

Ricette e menu per combattere l'intolleranza

In questo capitolo è raccolta una serie di ricette dedicate a chi segue una dieta di rotazione per qualche intolleranza. Sono soprattutto ricette a base di alimenti semplici, in modo che possano essere ammesse nel maggior numero possibile di intolleranze, per favorire chi manifesta più di una reattività. Ma dato che anche una mela, nella sua innocenza, non è indicata per chi è ipersensibile alla mela stessa, oppure al metabisolfito (un additivo utilizzato nella conservazione della frutta fresca), per ogni ricetta è specificato per quali intolleranze ***non*** è adatta. In più, in alcuni casi, verranno segnalate possibilità di espansione (per esempio il riso bollito, adatto quasi a tutti, può essere condito anche con burro e parmigiano ove non esistano intolleranze a latticini, sale, lieviti e a certi additivi), oppure di restrizione (una manciata di semi di sesamo indicata in una ricetta, per esempio, può essere tolta in presenza di una restrizione per i grassi vegetali). Alle 'espansioni', ovviamente, possono esserne aggiunte altre, se la dieta non prevede esclusioni sulle alternative più comuni (per esempio tonno in scatola invece che pesce lesso oppure salsa di pomodoro invece che pomodori freschi, in mancanza di reattività specifiche che li sconsiglino).

In alcune ricette non è specificato il tipo di olio. Benché la nostra preferenza vada certamente all'olio extravergine d'oliva, in caso di intolleranza questo può essere sostituito con un olio di semi. Come segnalato nella scheda dedicata ai grassi vegetali, conviene sempre utilizzare oli di singolo seme spremuti a freddo, non solo per le qualità nutritive ma anche per poterne scegliere uno verso il quale non ci sia reattività (quello di mais e quello di soia, per esempio, vanno evitati in caso di intolleranza a questi alimenti).

Per l'uso delle spezie (cannella, zenzero, pepe, noce moscata...), vista la quantità minima in cui vengono usate, non occorre un'attenzione specifica, a meno che non venga richiesta dal medico per motivi particolari. Per le piante aromatiche è opportuno considerare la possibilità di reattività crociate in caso di allergia. Nel box a piè di pagina trovate la famiglia di appartenenza di quelle più comuni. In caso di allergie alla famiglia di appartenenza, per un migliore controllo dei sintomi allergici conviene certamente scegliere piante di altre famiglie, sia in cucina sia negli infusi di erbe.

Sono poche le ricette complicate: in un mondo che va di fretta, è già abbastanza difficile prestare attenzione a ciò che mangiamo. Ma cucinare per una dieta di rotazione, una volta appresi i primi rudimenti, può essere più facile di quanto appaia a prima vista. Osservare in che modo alcune ricette tradizionali sono state cambiate per evitare certi alimenti, può inoltre fornire una traccia per modificare lievemente in senso dietetico anche i piatti che preparate più spesso. Resta inteso che molte delle ricette che trovate qui, così come molti piatti della cucina tradizionale, possono essere adattati sostituendo alcuni ingredienti.

Le famiglie delle piante aromatiche

Labiate: basilico, maggiorana, origano, melissa, menta, rosmarino, salvia, santoreggia, timo.
Liliacee: aglio, cipolla, erba cipollina.
Lauracee: alloro, cannella.
Ombrellifere: aneto, anice, cerfoglio, coriandolo, cumino, semi di finocchio, prezzemolo, sedano.
Cupressacee: bacche di ginepro.
Mirtacee: chiodi di garofano, mirto.
Crocifere: crescione, ramolaccio, cren, rapanello, rucola.
Composite: calendula, camomilla, dragoncello.

Sempre per aiutare chi ha più di una ipersensibilità, in questo capitolo presentiamo una serie di menù, basati sulle intolleranze più comuni, che possono servire di ispirazione. L'idea infatti è quella di non impoverire la propria alimentazione nel corso della dieta, semmai il contrario.
Infine, sempre per favorire la varietà, riportiamo una tabella in cui, per ogni ricetta di questo libro potrete vedere a colpo d'occhio se è utilizzabile nella vostra dieta.

Fermo restando che la dieta migliore è anche quella a base di cibi sani, di stagione e di produzione locale, è importante tener presente che nei periodi più restrittivi della dieta è comunque opportuno trovare alternative ammesse che riescano a solleticare il palato e a mantenere vivo il piacere della varietà e quello della socialità legata al cibo. Per questo tra le ricette riportiamo anche alcuni aperitivi privi di alcol e stuzzichini di vario tipo.
Una parola a parte merita il caffè: in genere può essere bevuto liberamente, nella misura di 1-3 tazzine al giorno, a meno che non siano presenti un'ipersensibilità specifica (come quella di chi non riesce a dormire per ore dopo aver bevuto mezzo caffè), un problema farmacologico nei confronti della caffeina o qualche patologia che lo sconsigli (per esempio l'osteoporosi). Quanto al caffè liofilizzato, se è di buona qualità non dovrebbe contenere additivi, ma va ricordato che contiene una dose elevata di salicilati. Solo in caso di reattività a questi ultimi, quindi, va consumato con attenzione.

Come utilizzare questo capitolo

Una volta apprese le basi fondamentali della dieta di rotazione (nei tre capitoli introduttivi), per prima cosa potete guardare la tabella Ricette/intolleranze ed eventualmente segnare con un evidenziatore le colonne che vi riguardano. In questo modo potrete rintracciare con facilità le ricette utilizzabili nella vostra dieta. Attenzione però alle indicazioni che trovate nelle singole ricette: rispetto al piatto originale potrebbe essere necessario ricorrere ad alcune delle varianti indicate.
Con l'aiuto dei menu tipo presentati, poi, potete costruirvi un menù personalizzato. Per farlo, può essere molto utile consultare le schede delle intolleranze che trovate nel capitolo precedente.

Ricette e intolleranze

Nelle pagine che seguono trovate indicate tutte le ricette presenti in questo volume. Nel punto di incrocio con le intolleranze che NON ne consentono l'uso nella dieta di rotazione, trovate un quadratino nero. Gli additivi non ammessi sono segnalati nella tabella solo in modo generico, ma sono specificati quasi sempre nel testo della ricetta.

Intolleranze	*Additivi*	*Alcol etilico*	*Carni*	*Cipolla*	*Frumento*	*Fruttosio*
BEVANDE						
Latte di noci e latte di mandorle	■					■
Frullato di mango e ananas	■					■
Cocktail di frutta estiva	■					■
Frullato di frutta e succo d'ananas						■
Cocktail ai frutti esotici	■					■
Frappé alla banana						
SALSE E CONDIMENTI						
Dado vegetale 1						
Dado vegetale 2				■		
Brodo di verdure						
Maionese casalinga						
Brodo di carne			■			
Variante: Brodo di pollo						
Besciamella vegetale					■	
Variante: Besciamella	■				■	
Salsa di mele	■					
Variante: Salsa di mele 2	■					
Salmoriglio						
Salsa al prezzemolo				■		
Salsa di cipolle				■		
Salsa di pomodoro fresco	■					

Non sono indicate le intolleranze al dado da brodo e alla soia, in quanto nessuna delle ricette è controindicata per queste reattività.
Riguardo alle colonne 'carni' e 'oli', la controindicazione riguarda solo l'intolleranza a tutte queste sostanze (tutti gli oli o tutte le carni); diversamente basterà utilizzare un tipo di olio o di carne permessi dalla dieta.

Grassi vegetali	*Latticini*	*Lieviti*	*Leguminose*	*Mais*	*Mela*	*Nichel solfato*	*Oli*	*Orzo/malto*	*Patata*	*Pesce*	*Pollo*	*Pomodoro*	*Riso*	*Sale*	*Uovo*	*Zucchero*
■						■										
						■										
■						■								■		
							■								■	
											■					
■						■										
	■															
	■				■											
■					■											
							■									
■						■	■									
■						■										
						■						■				■

Intolleranze	*Additivi*	*Alcol etilico*	*Carni*	*Cipolla*	*Frumento*	*Fruttosio*
ANTIPASTI, CONTORNI, INSALATE						
Stuzzichini di carne o pesce						
Purè di cavolini di Bruxelles	■					
Finocchi gratinati	■				■	
Melanzane impanate						
Ceciata						
Hummus	■					■
Coleslaw semplificato	■					■
Rape speziate	■					
Insalata di belga all'arancia	■					■
Belga al forno						
Insalata di patate e rapanelli	■					
Spinaci e finocchi						
Insalata di sedano rapa	■					
Melanzane in insalata						
Pizzette di melanzane	■					
Involtini di zucchine	■					
Insalata di melone, pomodori e menta	■					
Pico de gallo						
Polpettone ligure	■			■		
Tzaziki	■					
PRIMI PIATTI						
Riso bollito all'orientale						
Consommé verde						
Minestra con gocce d'uovo						
Quadrettini di patate						
Spaghetti alle zucchine					■	
Pomodori ripieni di riso						
Rotolo di verdure					■	
Riso con le patate						
Semolino in brodo di carne			■		■	

	Grassi vegetali	Latticini	Lieviti	Leguminose	Mais	Mela	Nichel solfato	Oli	Orzo/malto	Patata	Pesce	Pollo	Pomodoro	Riso	Sale	Uovo	Zucchero
		■								■							
	■		■				■	■									
	■						■	■								■	
				■				■									
	■			■			■	■							■		
			■			■		■								■	
		■	■												■		
																	■
	■						■	■							■		
								■		■						■	
							■	■									
								■				■				■	
								■									
		■	■				■						■		■		
								■			■					■	
		■	■				■						■				
							■	■					■				
	■			■			■	■		■						■	
		■	■														
														■			
																■	
										■						■	
								■									
							■						■	■			
	■						■	■								■	
										■				■			

Intolleranze	*Additivi*	*Alcol etilico*	*Carni*	*Cipolla*	*Frumento*	*Fruttosio*
Polenta						
Zuppa di fagioli e orzo				■		
Vellutata di cavolfiore						
SECONDI PIATTI						
Arrosto alle erbe			■			
Bistecca alla tartara			■			
Pollo alle carote						
Variante: Pollo alle carote 2	■					
Frittata di carciofi						
Pomodori ripieni	■					
Insalata di gamberi e avocado	■					■
Polpettone di pesce	■					
Carré di maiale al latte	■		■			
Pollo alla birra		■			■	■
Arrosto e patate senza grassi aggiunti			■			
Rifreddo di carni miste			■			
Manzo alla cipolla			■	■		
Roast-beef			■			
Costata al sale			■			
Uova strapazzate alla cipolla				■		
Bollito misto			■			
Kabob pakistani	■		■	■		
DOLCI E DESSERT						
Marmellata casalinga	■					■
Composta di frutta senza zucchero	■					■
Crêpes						
Ciambelline senza uova	■	■			■	■
Zabaglione	■	■				■
Sorbetto di ananas e fragole	■					■
Salame di cioccolato	■					
Dessert di banane						■

■				■																				■				■			Grassi vegetali
	■								■									■					■								Latticini
			■	■					■								■														Lieviti
																												■		Leguminose
																													■	Mais
																														Mela
	■																										■	■	■	Nichel solfato
																			■	■				■	■					Oli
																	■												■		Orzo/malto
															■	■			■											Patata
																			■	■	■									Pesce
										■							■						■	■						Pollo
																					■									Pomodoro
	■																													Riso
												■								■	■									Sale
	■		■		■						■				■				■	■	■	■	■	■	■						Uovo
■	■	■	■	■			■																								Zucchero

Intolleranze	*Additivi*	*Alcol etilico*	*Carni*	*Cipolla*	*Frumento*	*Fruttosio*
Variante: Dessert di banane 2	■					
Sorbetto di frutta e yogurt	■					■
Composta di mele meringate	■					
Variante: Composta di mele	■					
Torta di mandorle e spinaci						
Variante: Torta di mandorle, carote e mele	■					■
Dolce di castagne e azuki						
Gelatina di arance						
Mele al forno	■					■
Variante: Mele al forno 2	■					
Crema gelata di pere	■					■
Variante: Crema gelata di frutta	■					

							■	■				Grassi vegetali
		■								■	■	Latticini
										■		Lieviti
					■							Leguminose
												Mais
		■	■					■	■			Mela
	■						■					Nichel solfato
												Oli
												Orzo/malto
												Patata
				■								Pesce
												Pollo
												Pomodoro
												Riso
												Sale
				■		■	■		■			Uovo
				■	■		■				■	Zucchero

Menu per intollerante a: sale, lieviti, frumento

Primavera-Estate

Prima colazione
Frutta fresca a piacere o ***Frullato di frutta e succo d'ananas***
1 bicchiere di latte (volendo con cacao)
Tè verde o caffè
1 galletta di riso soffiato (senza sale) con marmellata o miele

Pranzo
Insalata mista di stagione, senza aceto e con poco sale
Pesce arrosto con ***Salmoriglio*** appena fatto o ***Arrosto alle erbe***
Patate al forno
Frutta

Merenda
Una pesca, una manciata di ciliegie, una banana o un ***Frappé alla banana***
Oppure una fettina di ***Polpettone ligure*** o di ***Torta di mandorle e spinaci***
Una tazza di karkadè

Cena
Spinaci e finocchi oppure ***Melanzane impanate***
Minestra con gocce d'uovo o ***consommé verde***
Carpaccio di manzo o di pesce spada o ***Pollo alle carote***
Riso bollito all'orientale

Autunno-Inverno

Prima colazione
Crêpes con marmellata
Spremuta d'arancia, ***Frappé alla banana*** o Latte di noci
1 tazza di infuso di erbe o caffè

Pranzo
Verdure in pinzimonio
Riso bollito all'orientale con bistecca o ***Manzo alla cipolla***
Cavolfiore con ***Maionese casalinga*** o ***Insalata di belga all'arancia***

Merenda
Castagne bollite e un bicchiere di latte o ***Dolce di castagne e azuki***
2 mandarini, un'arancia, una pera o ***Mele al forno***
Oppure una galletta di riso soffiato con ***ceciata***
Tè verde o karkadè

Cena
Zuppa di fagioli e orzo o ***Brodo di pollo***
Pesce lesso con patate e ***Salsa al prezzemolo*** o ***Bollito misto*** o ***Carré di maiale al latte*** con ***Salsa di mele***
Puré di cavolini di Bruxelles (o sua variante: ***Soufflé***) o spinaci al burro
Macedonia di frutta

Nota: se l'intolleranza è solo a sale e lieviti, il menù potrà arricchirsi di pastasciutte condite in vario modo.

Menu per intollerante a: latticini, grassi vegetali

Primavera-Estate

Prima colazione
Frutta fresca a piacere o ***Cocktail di frutta estiva***
1 bicchiere di latte di riso
Tè verde, infuso di erbe o caffè
1 galletta di riso soffiato o sfogliata di farro con ***Marmellata casalinga*** o miele

Pranzo
Insalata mista di stagione o ***Pico de gallo***
Pomodori ripieni di riso o ***Spaghetti alle zucchine***
Frittata di carciofi o bresaola al limone
Frutta

Merenda
Una pesca, una manciata di ciliegie, una banana o un ***Frappé alla banana*** (con latte di riso)
Oppure ***Insalata di sedano rapa*** o gallette di riso soffiato con miele
1 tazza di karkadè

Cena
Involtini di zucchine o verdure in pinzimonio
Quadrettini di patate
Carpaccio di manzo o di pesce spada con ***Riso bollito*** o fagiolini lessati oppure ***Polpettone di pesce***
Composta di mele meringate

Autunno-Inverno

Prima colazione
Crêpes con ***Marmellata casalinga***
Spremuta d'arancia o ***Frappé alla banana*** (con latte di riso)
1 tazza di infuso di erbe o caffè

Pranzo
Verdure in pinzimonio
Pastasciutta condita a crudo
Riso bollito all'orientale con bistecca ai ferri o ***Manzo alla cipolla***
Cavolfiore con ***Maionese casalinga*** o ***Insalata di belga all'arancia*** o ***Spinaci e finocchi***

Merenda
Caldarroste con vino o ***Mele al forno***
2 mandarini, un'arancia o una pera
Una galletta di riso soffiato con ***Ceciata*** o ***Stuzzichini di carne o pesce***
Tè verde o karkadè

Cena
Coleslow semplificato
Polenta e lenticchie o ***Brodo di verdure*** con pastina
Pollo alla birra o pesce lesso con patate e ***Salmoriglio***
Macedonia di frutta

Menu per intollerante a: zucchero, frumento, grassi vegetali

Primavera-Estate

Prima colazione

Frutta fresca a piacere o ***Frullato di mango e ananas***
1 bicchiere di latte di riso
Tè verde, infuso di erbe o caffè
1 galletta di riso soffiato con ***Composta di frutta senza zucchero*** o formaggio

Pranzo

Insalata mista di stagione o ***Pico de gallo***
Bistecca alla tartara con patate lesse o ***Riso bollito all'orientale*** o bresaola al limone o ***Rifreddo di carni miste***
Frutta

Merenda

Una pesca, una manciata di ciliegie, una banana o ***Sorbetto di frutta e yogurt***
Oppure ***Insalata di sedano rapa*** o gallette di riso soffiato con ***composta di frutta senza zucchero***
Una tazza di karkadè

Cena

Involtini di zucchine, verdure in pinzimonio o ***Pizzette di melanzane***
Quadrettini di patate, Consommé verde o ***Brodo di carne***
Carpaccio di manzo o di pesce spada con fagiolini lessati oppure ***Polpettone di pesce*** o ***Frittata di carciofi*** o ***Insalata di gamberi e avocado***
Composta di mele o frutta di stagione

Autunno-Inverno

Prima colazione

Crêpes con ***Composta di frutta senza zucchero*** o formaggio
Spremuta d'arancia
1 tazza di infuso di erbe o caffè

Pranzo

Verdure in pinzimonio o ***Insalata di patate e rapanelli***
Riso bollito all'orientale con ***Manzo alla cipolla*** o bistecca con ***Purè di cavolini di Bruxelles***
Cavolfiore con ***Maionese casalinga*** o ***Spinaci e finocchi***
1 mela

Merenda

Caldarroste con vino o latte o ***Composta di mele meringate*** (con dolcificante ammesso)
2 mandarini, un'arancia o una pera
Una galletta di riso soffiato con ***Ceciata***
Tè o karkadè

Cena

Coleslow semplificato
Polenta o ***Zuppa di fagioli e orzo***
Formaggio o pesce lesso o ***Carré di maiale***
Patate lesse o ***Rape speziate***
Macedonia di frutta senza zucchero o ***Crêpes*** con ***Composta di frutta senza zucchero***

Menu per intollerante a: nichel, latticini, uovo

Primavera-Estate

Prima colazione

Un cestino di fragole, 3 albicocche, una fetta di anguria o ***Frullato di frutta e succo d'ananas***
1 bicchiere di latte di riso
Tè verde, infuso di erbe o caffè
1 galletta di riso soffiato o sfogliata di farro con ***Marmellata casalinga*** o miele

Pranzo

Insalata mista di stagione (senza pomodori e cipolle) o ***Melanzane in insalata***
Spaghetti alle zucchine o pasta all'olio crudo o insalata di riso fatta in casa (con verdure e pesce lessato)
Arrosto alle erbe o bresaola al limone o ***Costata al sale***
Frutta

Merenda

Una pesca, una manciata di ciliegie, una banana o un ***Frappé alla banana*** (con latte di riso)
Oppure gallette di riso soffiato con miele o ***Marmellata casalinga*** o bresaola o ***Ceciata***
Una tazza di karkadè

Cena

Verdure in pinzimonio, ***Consommé verde***, o pastina con brodo di carne
Carpaccio di manzo o di pesce spada con ***Riso bollito all'orientale*** o fagiolini lessati con patate
Dessert di banane o frutta di stagione

Autunno-Inverno

Prima colazione

Gallette di riso soffiato con ***Marmellata casalinga***
Spremuta d'arancia o ***Frappé alla banana*** (con latte di riso)
1 tazza di infuso di erbe o caffè
Fiocchi di cereali con latte di riso

Pranzo

Verdure in pinzimonio
Riso bollito all'orientale con bistecca o ***Manzo alla cipolla*** o ***Arrosto e patate senza grassi aggiunti***
Verze al vapore con olio crudo
Mele cotte

Merenda

Caldarroste con vino o ***Mele al forno 2***
2 mandarini, un'arancia o una mela
Una galletta di riso soffiato con ***Ceciata***
Tè verde o karkadè

Cena

Brodo di carne con pastina o ***Semolino in brodo di carne***
Insalata di belga all'arancia
Pollo alla birra o pesce lesso con patate alla brace o ***Bollito misto*** con carote lesse
Macedonia di frutta (senza kiwi, prugne o pere) o ***Crema gelata di frutta***

Menu per intollerante a: latticini, lieviti, leguminose

Primavera-Estate

Prima colazione

Un cestino di fragole, 3 albicocche o ***Frullato di frutta e succo d'ananas***
1 tazza di fiocchi di cereali con latte di riso o di mandorle
1 galletta di riso soffiato o sfogliata di farro con marmellata o miele

Pranzo

Insalata mista di stagione o ***Melanzane in insalata***
Spaghetti alle zucchine o insalata di riso condita con limone e olio d'oliva (senza formaggio)
Arrosto alle erbe, bresaola al limone, prosciutto crudo o ***Involtini di zucchine***
Frutta

Merenda

Una pesca, una manciata di ciliegie, una banana o un ***Frappé alla banana*** (con latte di riso o di mandorle) o ***Crema gelata di pere***
Oppure gallette di riso soffiato con miele o marmellata o bresaola
Una tazza di karkadè

Cena

Verdure in pinzimonio o ***Spaghetti alle zucchine*** o ***Consommé verde***
Oppure ***Melanzane impanate*** o ***Pomodori ripieni di riso***
Carpaccio di manzo o di pesce spada con ***Riso bollito all'orientale*** o ***Pollo alle carote*** o ***Polpettone di pesce***
Frutta di stagione o ***Dessert di banane***

Autunno-Inverno

Prima colazione

Gallette di riso soffiato o ***Crêpes*** con marmellata
Spremuta d'arancia
Frappé alla banana o fiocchi di cereali (con latte di riso o di mandorle)
1 tazza di infuso di erbe o caffè

Pranzo

Verdure in pinzimonio o ***Insalata di belga all'arancia***
Riso bollito all'orientale con bistecca o ***Arrosto e patate senza grassi aggiunti*** o ***Roast beef***
Verdure a vapore o saltate con olio o ***Belga al forno***
Mele cotte o frutta di stagione

Merenda

Caldarroste, ***Mele al forno 2*** o ***Torta di mandorle e spinaci***
2 mandarini, un'arancia o una mela
Una galletta di riso soffiato con marmellata o prosciutto crudo
Tè verde o karkadè

Cena

Brodo di pollo con pastina o ***Semolino in brodo di carne*** o ***Quadrettini di patate***
Pesce lesso con patate alla brace o ***Bollito misto*** con carote lesse
Insalata mista di stagione (senza aceto) o ***Insalata di patate e rapanelli***
Macedonia di frutta

Menu per intollerante a: riso, frumento, grassi vegetali

Primavera-Estate

Prima colazione
Frutta fresca a piacere o ***Frappé alla banana*** o fiocchi d'avena con latte
Tè verde, infuso di erbe o caffè
Crêpes (con fecola o farina d'avena) con marmellata o formaggio

Pranzo
Insalata mista di stagione o ***Pico de gallo*** o ***Insalata di melone, pomodori e menta*** o ***Tzaziki***
Bistecca alla tartara con patate lesse, bresaola o ***Rifreddo di carni miste***
Frutta

Merenda
Una pesca, una manciata di ciliegie, una banana o ***Sorbetto di frutta e yogurt***
Oppure ***Insalata di sedano rapa***
Una tazza di tè freddo

Cena
Involtini di zucchine, verdure in pinzimonio o ***Pizzette di melanzane***
Quadrettini di patate, ***Consommé verde*** o ***Brodo di carne***
Carpaccio di manzo o di pesce spada con fagiolini lessati oppure ***Polpettone di pesce*** o ***Frittata di carciofi***
Dessert di banane 2 o frutta di stagione

Autunno-Inverno

Prima colazione
Crêpes (con fecola) con marmellata o formaggio
Spremuta d'arancia
1 tazza di infuso di erbe o caffè

Pranzo
Verdure in pinzimonio o ***Insalata di patate e rapanelli***
Manzo alla cipolla o bistecca con patate al forno o con ***Purè di cavolini di Bruxelles***
Cavolfiore con ***Maionese casalinga*** o ***Spinaci e finocchi***
Una mela

Merenda
Castagne lesse con latte o ***Composta di mele meringate*** o 'monte bianco' fatto in casa
2 mandarini, un'arancia o una pera
Tè o karkadè

Cena
Coleslow semplificato
Polenta o ***Zuppa di fagioli e orzo***
Formaggio o pesce lesso o ***Carré di maiale al latte*** o ***Kabob pakistani*** con ***Salsa di mele***
Macedonia di frutta

Bevande

TUTTE LE STAGIONI

Latte di noci e latte di mandorle

Bevande vegetali rinfrescanti, ottimi sostituti per il latte vaccino, inadatte per intolleranti a: ***grassi vegetali, nichel, metabisolfito, fruttosio (se utilizzato con altra frutta).***

Ingredienti per 4 persone
100 g di gherigli di noci o mandorle, 1 litro di acqua

1. Per il latte di noci, frullare i gherigli con un bicchiere d'acqua nel mixer fino a ottenere un composto omogeneo, poi aggiungere l'acqua restante.
2. Per il latte di mandorle: porre le mandorle in un pentolino d'acqua bollente per qualche minuto, poi sbucciarle.
3. Tritarle finemente nel mixer poi metterle in un recipiente e coprirle con un litro di acqua bollente.
4. Lasciar riposare 1 ora, poi filtrare mettendo una pezzuola di cotone sul colino. Dopo un'ora, strizzare la pezzuola con le mandorle in modo da spremere tutto il succo restante.

Entrambe le bevande si conservano per qualche giorno in frigorifero, ma vanno sempre agitate prima dell'uso.

5-15' * ••

PRIMAVERA

Frullato di mango e ananas

Aperitivo, prima colazione o merenda, inadatto per intolleranti a: ***fruttosio, metabisolfito.***

Ingredienti per 2 persone
1 mango, 180 g di ananas fresco, il succo spremuto di mezzo pompelmo rosa, foglioline di mentuccia per guarnire.

1. Sbucciare e tagliare a pezzi il mango e l'ananas.
2. Spremere il mezzo pompelmo.
3. Frullare insieme gli ingredienti fino a ottenere un composto vellutato.
4. Servire con foglioline di mentuccia.

Varianti
Sostituendo il mango con un altro frutto a buccia spessa (banana, fico), che possa essere completamente eliminata, la bevanda può essere utilizzata anche in caso di intolleranza al metabisolfito.

10' * ••

ESTATE

Cocktail di frutta estiva

Aperitivo, prima colazione o merenda, inadatto per intolleranti a: ***fruttosio, nichel, acido L-ascorbico, potassio sorbato, metabisolfito, pectine.***

Ingredienti per 4 persone
250 ml di succo d'uva o di mela, 250 ml di succo di pera, 250 g di melone, ghiaccio, zenzero in polvere.

1. Frullare la polpa di melone (o estrarne il succo fresco, se si dispone di una centrifuga).
2. Miscelare i succhi e la polpa o il succo di melone.
3. Versare direttamente nei bicchieri riempiti a metà di cubetti di ghiaccio.
4. Spolverare con lo zenzero fresco.

Varianti
Se si dispone di una centrifuga, estraendo i succhi freschi direttamente dalla frutta (oppure frullando direttamente la frutta fresca) il cocktail può essere utilizzato anche in caso di intolleranza al potassio sorbato, alle pectine e all'acido L-ascorbico.

10′ * •

ESTATE

Frullato di frutta e succo d'ananas

Aperitivo, prima colazione o merenda, inadatto per intolleranti a: ***fruttosio.***

Ingredienti per 4 persone
250 ml di succo centrifugato fresco di ananas, 1 banana, 250 ml di frullato di melone, ghiaccio.

1. Centrifugare l'ananas.
2. Frullare la polpa di melone con la banana e il succo di ananas.
3. Versare nei bicchieri riempiti a metà di cubetti di ghiaccio.

10′ * •

TUTTE LE STAGIONI

Cocktail ai frutti esotici

Aperitivo, prima colazione o merenda, inadatto per intolleranti a: ***fruttosio, potassio sorbato, acido L-ascorbico, metabisolfito, pectine, nichel.***

Ingredienti per 4 persone
90 ml di succo di pompelmo, 360 ml di succo di frutti esotici, foglioline di mentuccia per guarnire.

1. Miscelare i succhi di frutta.
2. Servire, eventualmente con ghiaccio.
3. Guarnire i bicchieri con foglie di mentuccia.

Varianti
Se si dispone di una centrifuga, estraendo i succhi freschi direttamente dalla frutta il cocktail può essere utilizzato anche in caso di intolleranza al potassio sorbato, alle pectine e all'acido L-ascorbico. In caso di intolleranza al nichel, è ammesso se il succo di frutti esotici (o altro succo misto) non contiene kiwi, pera, prugna.

3' * •

TUTTE LE STAGIONI

Frappé alla banana

Prima colazione o merenda inadatta per intolleranti ***al tipo di latte utilizzato.***

Ingredienti per 1 persona
1 banana, 2 dl di latte di riso (o di mandorle, di soia, di vacca), ghiaccio.

1. Sbucciare la banana e tagliarla a pezzi nel bicchiere del frullatore.
2. Aggiungere alcuni cubetti di ghiaccio e il latte.
3. Frullare fino a ottenere una consistenza vellutata e servire.

Varianti
Se non ci sono intolleranze specifiche, il frullato può essere arricchito con zucchero o miele, fiocchi d'avena (in questo caso può diventare una leggera cena sostitutiva), altra frutta, una spolverata di zenzero o cannella. Se non c'è reattività al fruttosio, è ottimo anche il frullato di sola frutta fresca mista (attenzione però alle esclusioni previste per il metabisolfito e per il nichel), adatto anche per chi è intollerante al riso.

3' * •

Salse e condimenti

TUTTE LE STAGIONI

Dado vegetale 1

Dado sostitutivo per intolleranti ad additivi, grassi vegetali, lieviti e sale. Inadatto per intolleranti a: ***cipolla.***

Ingredienti
1 kg di cipolle, 1 kg di carote, 1/2 kg di sedano.

1. Mondare e tritare insieme finemente tutte le verdure.
2. Disporre il trito nel contenitore per i cubetti di ghiaccio e porre nel congelatore.
3. Di volta in volta si può sgelare la quantità necessaria o aggiungerla direttamente in minestre, sughi, pietanze.

Varianti
In caso di allergia alla cipolla, è possibile preparare un dado vegetale sostituendo questo alimento con aglio ed erbe aromatiche. Nell'allergia al nichel, invece, la quantità di cipolla presente in un cubetto di dado sostitutivo è ampiamente permessa anche nella dieta di rotazione.

20' * •

TUTTE LE STAGIONI

Dado vegetale 2

Dado sostitutivo per intolleranti ad additivi e lievito, inadatto per intolleranti a: ***sale, grassi vegetali, cipolla, nichel.***

Ingredienti
200 g di sedano, 2 carote, 1 cipolla, 1 zucchina, 1 spicchio d'aglio, 1 foglia di alloro, un po' di basilico, rosmarino, salvia, prezzemolo, 200 g di sale, olio d'oliva.

1. Mondare le verdure e le erbe e tritarle molto finemente nel mixer.
2. Mettere tutto in una pentola con un po' d'olio d'oliva e il sale e lasciar cuocere a fuoco lento per almeno 20 minuti. Se occorre, aggiungere un po' d'acqua.
3. Lasciar addensare il composto, poi frullarlo nuovamente per ottenere una specie di crema.

Si conserva chiuso in un vasetto di vetro in frigorifero, con un velo d'olio per sigillare. Si usa aggiungendone piccole dosi alle pietanze, come un normale dado.

10' 30' * •

TUTTE LE STAGIONI

Brodo di verdure

Al posto del brodo fatto con il dado, per intolleranti a: ***additivi e grassi vegetali.***

Ingredienti per 4 persone
200 g di carote, 150 g di rape, 100 g di patate, 15 g di sedano, 100 g di finocchio, 10 g di prezzemolo (compresi i gambi), 50 g di porri o una piccola cipolla, 2 l di acqua, 4 pizzichi di sale.

1. Mondare le verdure e porle in una pentola con l'acqua.
2. Cuocere tutti gli ingredienti a fuoco lento per circa 3 ore (o un'ora e mezza in pentola a pressione).
3. Lasciar intiepidire e filtrare.

Per un brodo più gustoso le rape possono essere sostituite con sedano rapa. Si conserva al fresco.
Il brodo va consumato entro 24 ore dalla preparazione.

Varianti
Un po' di sale è ammesso anche in caso di intolleranza. In caso contrario è possibile aumentarne a piacere la quantità. La quantità di cipolla presente è ammessa anche in caso di allergia al nichel (se nello stesso pasto non se ne assume altra). A partire da questa ricetta base, la composizione può essere variata a seconda del gusto e della reperibilità stagionale degli ingredienti.

20' 3h * •

TUTTE LE STAGIONI

Maionese casalinga

Salsa inadatta per intolleranti a: ***uovo, olio, potassio sorbato.***

Ingredienti per 6 persone
1 uovo intero, mezzo limone, un pizzico di sale, pepe (facoltativo), 250-500 g di olio di singolo seme spremuto a freddo, un po' di olio extravergine di oliva.

1. Con un mixer o un frullatore a immersione, si prepara in pochi minuti.
2. Viene sempre: basta aggiungere olio finché diventa densa: più olio si usa tanto più densa risulta.
3. Nel bicchiere del frullatore, rompere un uovo intero e coprirlo con il succo di mezzo limone.
4. Aggiungere il sale, il pepe e un po' di olio extravergine d'oliva.
5. Frullare ad alta velocità, senza interruzioni, aggiungendo a filo l'olio fino a raggiungere la densità desiderata.
6. Dopo aver iniziato a frullare gli ingredienti, si può aggiungere un po' di aglio tritato.

Varianti
Utilizzando esclusivamente olio extravergine d'oliva, la salsa è ammessa anche in caso di intolleranza al potassio sorbato. La scelta dell'olio può comunque variare in base a specifiche reattività. L'intolleranza ad alcuni alimenti (quali mais, arachide o leguminose) richiede ovviamente attenzione nella scelta di un olio ammesso.

6' * ••

TUTTE LE STAGIONI

Besciamella vegetale

Salsa senza latte inadatta per intolleranti a: ***grassi vegetali, nichel, frumento, eventualmente soia o riso.***

Ingredienti per 6 persone
60 g di olio, 60 g di farina, 6 dl di brodo di verdure (vedi) o latte di soia o di riso, pepe, noce moscata, sale.

1. Scaldare l'olio in un tegame.
2. A fuoco dolcissimo, unire la farina e lavorare bene i due ingredienti con il cucchiaio di legno, amalgamandoli.
3. Prima che la farina prenda colore, aggiungere circa un quarto del brodo (o del latte vegetale), alzare lievemente la fiamma, lasciar scaldare un po' il brodo, poi amalgamare bene.
4. Sempre mescolando, unire poco alla volta il liquido rimanente. Se occorre, quando la salsa comincia a diventare fluida, si può usare una frusta in modo da eliminare più facilmente eventuali grumi.
5. Aggiustare di sale e pepe, unire una presa abbondante di noce moscata grattugiata di fresco.
6. Quando la salsa raggiunge la consistenza desiderata, spegnere il fuoco e utilizzarla subito.

Ideale per completare pasticci, timballi di maccheroni e verdure da gratinare. Al posto del brodo, oppure da metà cottura in poi si può usare un latte vegetale, per una consistenza più cremosa.
Preparandone più del necessario, la besciamella che rimane può essere surgelata e poi riutilizzata una volta sgelata, finendo di scioglierla sul fuoco con lo stesso liquido utilizzato in precedenza.

Varianti
In caso di intolleranza all'olio di semi o al potassio sorbato, usare olio di oliva. Se il problema è l'olio d'oliva, usare quello di semi. Il latte di soia o di riso possono essere usati se non esistono reattività specifiche. In caso contrario, utilizzare solo il brodo di verdure o, in alternativa, quello di carne (vedi). Se non c'è reattività ai latticini né al potassio sorbato, nei piatti indicati si può usare la besciamella tradizionale, con burro al posto dell'olio e latte al posto del brodo.

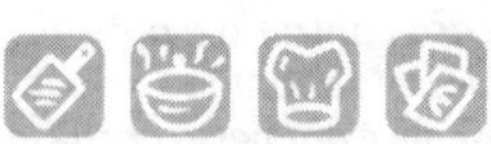

20' ** ••

TUTTE LE STAGIONI

Brodo di carne

Al posto del brodo fatto con il dado, inadatto per intolleranti a: ***carne bovina.***

Ingredienti per 4 persone
5-600 g di carne di manzo, 1 osso di manzo (facoltativo), un mazzetto di erbe aromatiche: gambi di sedano, carota, prezzemolo in proporzioni minime (facoltativo), poco sale, 2 l di acqua.

1. Mettere la carne e l'osso in una pentola capace.
2. Coprire con l'acqua fredda e aggiungere gli altri ingredienti.
3. Portare a ebollizione, poi lasciar bollire piano per circa 3 ore (la metà in pentola a pressione).

Varianti
Per il brodo di pollo (o gallina), ove non esistano reattività specifiche, si procede nello stesso modo, riducendo il tempo di cottura a un'ora e mezza. La carne può poi essere utilizzata per la preparazione di altri piatti.

5' 3h * ••

AUTUNNO-INVERNO

Salsa di mele

Salsa senza grassi vegetali, inadatta per intolleranti a: ***mela, zucchero, latticini, metabisolfito, potassio sorbato.***

Ingredienti per 6 persone
6 mele, 1 cucchiaio di burro, un cucchiaino di zucchero, 1 pizzico di sale.

1. Sbucciare le mele, privarle del torsolo e tagliare la polpa a dadini.
2. Scaldare lievemente il burro in un tegamino antiaderente e unirvi le mele.
3. Lasciar appassire le mele poi aggiungere lo zucchero e un pizzico di sale.
4. Coprire il tegamino e cuocere a fuoco molto lento, aggiungendo un po' d'acqua di tanto in tanto. La salsa è pronta quando le mele si saranno spappolate.
5. Si serve calda o tiepida e si conserva in frigorifero per qualche giorno.

È un ottimo accompagnamento per gli arrosti, in particolare di maiale e di tacchino, oltre che per piatti accompagnati da salsa al curry.

Varianti
In caso di intolleranza ai latticini o al potassio sorbato (se non ci sono altre reattività specifiche), il burro può essere sostituito con un cucchiaio di olio. Una variante più povera può anche essere fatta senza zucchero (o con un dolcificante permesso).

10' 20' * •

PRIMAVERA-ESTATE

Salmoriglio

Salsa alternativa per intolleranti a sale, lieviti, grassi vegetali. Inadatta per intolleranti a: ***olio d'oliva.***

Ingredienti per 4 persone
1 bicchiere di olio d'oliva, 2 limoni, 2 spicchi d'aglio, una manciata di origano o prezzemolo.

1. Intiepidire l'olio a bagnomaria.
2. Unirvi a poco a poco il succo dei due limoni lavorando la salsa con delicatezza (meglio con un frustino) in modo da emulsionarla.
3. Aggiungere l'aglio pestato e l'origano o il prezzemolo.

Salsa molto indicata per condire il pesce arrosto, può essere servita anche con un pinzimonio.

8' 2' ** •

PRIMAVERA-ESTATE

Salsa al prezzemolo

Salsa alternativa per intolleranti a sale e lieviti. Inadatta per intolleranti a: ***olio d'oliva, grassi vegetali, cipolla, nichel.***

Ingredienti per 4 persone
300 g di prezzemolo, 1 cipolla, olio di oliva, pepe.

1. Tritare il prezzemolo o pestarlo nel mortaio.
2. Scaldare tre cucchiaiate di olio in tegame, farvi appassire la cipolla tritata, senza che prenda colore.
3. Unire il prezzemolo, mescolare e aggiungere una macinata di pepe.
4. Proseguire la cottura fino a ottenere una salsa molto densa e omogenea.
5. Fuori dal fuoco, unire poi olio crudo fino a ottenere una salsa fluida al punto giusto.

20' 20' ** •

AUTUNNO-INVERNO

Salsa di cipolle

Salsa alternativa per intolleranti a sale e lieviti. Inadatta per intolleranti a: ***grassi vegetali, nichel, cipolla.***

Ingredienti per 6 persone
6 cucchiai di olio, 6 cipolle, pepe, timo, maggiorana.

1. Affettare le cipolle molto sottili.
2. Scaldare l'olio e unirvi le cipolle affettate finemente.
3. Lasciarle disfare a fuoco moderato e insaporire con pepe macinato al momento, timo o maggiorana a piacere.

Molto indicata per condire pasta o carni.

Varianti
La qualità dell'olio (extravergine di oliva o di singolo seme) va scelta in relazione all'eventuale presenza di altre specifiche reattività.

10′ 15′ ** •

ESTATE

Salsa di pomodoro fresco

Salsa alternativa per intolleranti a sale, lieviti, latticini e grassi vegetali. Inadatta per intolleranti a: ***zucchero, pomodoro, nichel, metabisolfito.***

Ingredienti per 4 persone
4 pomodori maturi, il succo di 1 limone, una punta di zucchero, 4 foglie di basilico fresco.

1. Far bollire mezza pentola d'acqua, poi spegnere il fuoco.
2. Immergervi brevemente i pomodori poi sbucciarli.
3. Frullare i pomodori (eventualmente prima aperti e sgocciolati brevemente) con il succo di limone e lo zucchero.
4. Profumare con le foglie di basilico.

Ottimo per condire un piatto di pasta o di riso bollito.

10′ 10′ * •

Antipasti, contorni e insalate

TUTTE LE STAGIONI

Stuzzichini di carne o pesce

Snack adatto a tutti (a seconda delle varianti).

Ingredienti per 4 persone
1 confezione di tranci di pesce surgelato o fresco (oppure fette sottilissime di carne cruda - carpaccio - oppure roastbeef o bastoncini di petto di pollo o tacchino lessati) olio, limone, aglio o cipolla, un po' di prezzemolo, sale.

1. Cuocere i tranci di pesce o le fette di carne in un po' d'acqua salata, nel forno a microonde o sulla piastra per un risultato più croccante.
2. Scolarli e asciugarli bene.
4. Una volta freddi condirli con una salsina preparata con olio, sale e limone, eventualmente insaporita con gli altri aromi indicati.
5. La salsina può essere sostituita con maionese fatta in casa, con pomodoro e basilico o con un'altra tra le salse descritte in questo libro.

Varianti
In caso di intolleranza all'eritrosina, non vanno usati gamberi o gamberetti surgelati. Gamberetti non ammessi anche per la tartrazina. No alla carne fresca confezionata per l'acido L-ascorbico. Le diverse varianti già segnalate tra gli ingredienti consentono l'utilizzo di questa ricetta praticamente per qualunque intolleranza.

10' 10' * ••

AUTUNNO

Purè di cavolini di Bruxelles

Contorno inadatto per intolleranti a: ***latticini, patata.***

Ingredienti per 4 persone
750 g di cavolini di Bruxelles, 300 g di patate, 60 g di burro, 1,5 dl di latte, sale, pepe, noce moscata.

1. Sbucciare le patate e lessarle in acqua salata.
2. Scolarle e buttare nella stessa acqua i cavolini, lasciandoli bollire per 5 minuti.
3. Mettere il burro in un recipiente e lasciarvi cadere le patate e i cavolini, passandoli via via con lo schiacciapatate.
4. Scaldare il latte e aggiungerlo alle verdure, sbattendo bene fino a ottenere un composto vaporoso.
5. Aggiustare di sale, pepe ed, eventualmente, noce moscata.
6. Servire caldo.

Varianti
Se non c'è intolleranza all'uovo, miscelando 3 tuorli e poi 4 albumi montati a neve al composto, può diventare la base di un delizioso soufflé (da passare in forno caldo per 20 minuti, in pirofila foderata di carta da forno).

10' 40' * •

AUTUNNO

Finocchi gratinati

Contorno inadatto per intolleranti a: ***grassi vegetali, nichel, frumento, lieviti, potassio sorbato.***

Ingredienti per 4 persone
5 finocchi, 5 dl di besciamella vegetale (vedi), una manciata di semi di sesamo (facoltativa), olio.

1. Mondare i finocchi e tagliarli a fette.
2. Lessarli per 5 minuti in acqua leggermente salata.
4. Ungere una pirofila con olio extravergine d'oliva (o altro olio in caso di intolleranza a questo) e disporvi i finocchi.
5. Coprire con uno strato sottile di besciamella vegetale molto fluida.
6. Guarnire con i semi di sesamo e passare in forno caldo per 10 minuti.

Varianti
Eliminando i semi di sesamo (sostanzialmente decorativi), è ammesso anche in caso di intolleranza al potassio sorbato. Eventuali intolleranze a riso o soia richiedono una scelta adeguata del liquido per la besciamella. Se non c'è intolleranza a fruttosio, metabisolfito, alcol etilico e lieviti, i finocchi, invece che lessati, possono essere rosolati con un po' d'olio e finiti di cuocere con un bicchiere di vino bianco.

10' 20' * •

AUTUNNO

Melanzane impanate

Antipasto o snack inadatto per intolleranti a: ***grassi vegetali, nichel, uovo.***

Ingredienti per 4 persone
2 melanzane rotonde o 5 lunghe, 1 uovo, 100 g di farina di mais (o corn flakes sbriciolati o fiocchi d'avena macinati fini), sale, olio per friggere.

1. Tagliare le melanzane a fette di circa mezzo centimetro.
2. Appoggiarle sulla griglia del forno, in modo che asciughino un po' (ma non devono grigliarsi, solo scurirsi appena).
3. Sbattere un uovo in un piatto con 2 pizzichi di sale e mettere la farina di mais (o l'alternativa scelta) in un altro.
4. Passare ogni fetta di melanzana nell'uovo, poi nella farina di mais, poi nell'olio caldo.
5. Ogni fetta va cotta su entrambi i lati.
6. Scolare su carta assorbente e servire.

Sono buone anche tiepide o fredde e possono essere servite con limone a parte o, se avanzano, sempre che la dieta ammetta l'uso di formaggi, scaldate in forno farcite con fette di mozzarella.

Varianti
In caso di intolleranza al mais o al nichel si possono usare i fiocchi d'avena e un olio di singolo seme di diversa provenienza.

20' 20'-15' ** •

AUTUNNO-INVERNO

Ceciata

Snack per intolleranti a lieviti, sale, frumento, grassi vegetali, additivi, inadatto per intolleranti a: ***leguminose.***

Ingredienti per 6 persone
350 g di ceci lessati, 1 spicchio d'aglio, 2 pizzichi di sale, il succo di 1 limone, 1 peperoncino piccante, prezzemolo tritato, olio extravergine d'oliva.

1. Porre tutti gli ingredienti nel mixer e frullarli grossolanamente.
2. All'occorrenza, diluire con un po' d'acqua di cottura dei ceci.
3. La pasta deve risultare morbida ma ancora abbastanza densa.
4. Si serve a temperatura ambiente, come accompagnamento a un pinzimonio oppure spalmata su pane tostato o fette di riso soffiato.
5. Partendo dai ceci secchi, ne occorrono circa 100 g, lasciati in ammollo in acqua tiepida per una notte poi lessati in abbondante acqua salata per 1-2 ore.

Varianti
In mancanza di reattività al potassio sorbato, all'eritrosina, all'alginato di sodio, alle pectine, alla tartrazina o all'acido L-ascorbico, i ceci possono essere utilizzati anche in conserva. Nelle intolleranze all'olio d'oliva, si può utilizzare un olio di singolo seme di altra qualità.

10' 1h+30' * •

AUTUNNO-INVERNO

Hummus

Snack per intolleranti a lieviti, frumento, additivi, inadatto per intolleranti a: ***sale, grassi vegetali, nichel, potassio sorbato, fruttosio, leguminose.***

Ingredienti per 6 persone
500 g di ceci lessati, 1-2 dl di Tahina (pasta di semi di sesamo), 2 spicchi d'aglio, sale, il succo di 4 limoni, prezzemolo tritato (facoltativo), olio per condire.

1. Mettere a bagno i ceci per una notte in abbondante acqua tiepida.
2. Lessarli per circa due ore.
3. Frullarli nel mixer con l'aglio, sale abbondante, tahina, un po' di olio (d'oliva o di semi a seconda delle intolleranze).
4. Unire il succo di limone.
5. Si serve a temperatura ambiente guarnito con il prezzemolo tritato ed eventualmente un po' di paprika.

Varianti
In mancanza di reattività al potassio sorbato, all'eritrosina, all'alginato di sodio, alle pectine, alla tartrazina o all'acido L-ascorbico, i ceci possono essere utilizzati anche in conserva.

15' 24' * ••

INVERNO

Coleslaw semplificato

Antipasto o contorno inadatto per intolleranti a: ***uovo, lieviti, additivi, mela, fruttosio (se nello stesso pasto c'è altra frutta).***

Ingredienti per 4 persone
500 g cavolo (ideale il crauto bianco), 2 carote, 1 mela aspra, 2 scalogni tritati, 3 cucchiai di aceto di mele, 8 cucchiai di maionese casalinga piuttosto fluida, sale, pepe macinato fresco.

1. Con l'apposita grattugia, ridurre in 'julienne' il cavolo, le carote e la mela.
2. Disporli in un'ampia insalatiera e unirvi gli scalogni e l'aceto di mele (oppure aceto di vino diluito con un po' d'acqua).
3. Mescolare bene e lasciar riposare qualche minuto.
4. Nel frattempo preparare la maionese, fluida.
5. Scolare il liquido dalle verdure poi condirle con la maionese.

30' * •

INVERNO

Rape speziate

Contorno inadatto per intolleranti a: ***latticini, sale, lieviti, benzoato di sodio, potassio sorbato.***

Ingredienti per 4 persone
10 rape di dimensioni medie, 2 cucchiai di burro biologico, pepe e noce moscata abbondanti, 5 cucchiai di parmigiano grattugiato.

1. Se le rape sono dure, farle prima bollire per una decina di minuti, intere, in acqua salata. Diversamente si può procedere direttamente alla rosolatura.
2. Tagliare le rape a fette di un paio di centimetri.
3. Far fondere il burro in un'ampia padella antiaderente, poi rosolarvi dolcemente le rape affettate.
4. Aggiungere un po' di sale, molto pepe e noce moscata appena grattugiati.
5. Spegnere il fuoco e spolverare di parmigiano grattugiato.
6. Si servono calde o tiepide.

Varianti
In caso di intolleranza ai latticini, se non c'è reattività ai grassi vegetali o al nichel, il burro può essere sostituito con olio extravergine d'oliva e il parmigiano può essere tralasciato. Il risultato è ugualmente molto apprezzabile.

10' 25' * •

INVERNO

Insalata di belga all'arancia

Contorno inadatto per intolleranti a: ***fruttosio, metabisolfito, zucchero.***

Ingredienti per 4 persone
4 piante di insalata belga, 1 arancia, 1 cucchiaio di succo di limone, sale, pepe macinato di fresco, 1 cucchiaino di miele, 3 cucchiai di olio extravergine d'oliva.

1. Lavare l'insalata e tagliarla trasversalmente a fette sottili.
2. Sbucciare l'arancia, eliminando bene la parte bianca interna della buccia, poi affettarla su un piatto. Ogni fetta va poi ulteriormente tagliata in quarti.
3. Mescolare a parte il succo di limone con un po' di sale, il pepe, il miele e il succo d'arancia rimasto sul piatto.
4. Aggiungere l'olio, un cucchiaio alla volta, sbattendo vigorosamente con una forchetta.
5. Raccogliere in un'insalatiera la belga e l'arancia.
6. Condire con la salsa e servire subito.

20' ** •

PRIMAVERA

Belga al forno

Contorno inadatto per intolleranti a: ***sale, grassi vegetali, nichel.***

Ingredienti per 4 persone
600 g di insalata belga, una manciata di capperi sotto sale, olio extravergine d'oliva.

1. Lavare l'insalata belga, privarla dei torsoli e tagliarla trasversalmente a fette grosse.
2. Ungere una pirofila e disporvi i pezzi di insalata.
3. Sciacquare i capperi sotto l'acqua, strizzarli e tritarli grossolanamente.
4. Spargere i capperi sull'insalata.
5. Passare la pirofila in forno per venti minuti.
6. Servire caldo o tiepido.

5' 20' * •

PRIMAVERA

Insalata di patate e rapanelli

Contorno inadatto per intolleranti a:
uovo, patata, potassio sorbato.

Ingredienti per 4 persone
300 g di patate, 2 cetrioli, 1 mazzo di rapanelli, 3 uova sode, 5 cucchiai di maionese casalinga (vedi), una grattugiata di radice di rafano (facoltativa).

1. Sbucciare i cetrioli e tagliarli a fettine sottili.
2. Lessare le patate togliendole dal fuoco prima che siano completamente cotte.
3. Tagliare i rapanelli a fettine, le uova sode a pezzi e le patate a cubetti.
4. Strizzare leggermente le fettine di cetriolo, per eliminare l'acqua in eccesso.
5. Unire tutti gli ingredienti in un'insalatiera, condire con la maionese ed eventualmente con una grattugiata di radice di rafano.

15' 25' * •

PRIMAVERA

Spinaci e finocchi

Contorno inadatto per intolleranti a:
nichel.

Ingredienti per 4 persone
1 kg di spinaci, 2 finocchi, olio extravergine d'oliva, limone, sale e pepe.

1. Mondare e lavare bene gli spinaci.
2. Lessarli in pochissima acqua, scolarli, strizzarli e tagliarli finemente.
3. Lavare e tagliare i finocchi a fette molto sottili.
4. Unire gli spinaci e i finocchi.
5. Condire con olio, limone, sale e pepe.

30' 10' * •

PRIMAVERA

Insalata di sedano rapa

Antipasto o spuntino inadatto per intolleranti a: ***uovo, pollo, potassio sorbato.***

Ingredienti per 4 persone
370 g di sedano rapa, 250 g petto di pollo alla piastra, 3 carote, maionese casalinga a piacere.

1. Pulire le verdure e ridurle in 'julienne'.
2. Affettare il petto di pollo cotto alla piastra in pezzi minuti.
3. Unire gli ingredienti in un'insalatiera e condirli con la maionese.
4. Aggiustare di sale e pepe.

30' 10' * ••

ESTATE

Melanzane in insalata

Contorno senza controindicazioni.

Ingredienti per 4 persone
4 melanzane rotonde o 8 lunghe, olio extravergine d'oliva, foglioline di menta o prezzemolo o basilico, aglio (facoltativo).

1. Portare a bollore 2 l di acqua leggermente salata.
2. Sbucciare le melanzane, poi tagliarle a dadini.
3. Buttarle nell'acqua bollente e lasciarle cuocere finché cominciano a intenerirsi.
4. Scolarle e le condirle con olio ed erbe aromatiche a piacere. Se occorre, un po' di sale.
5. Si può servire caldo o a temperatura ambiente.

Varianti
In caso di intolleranza all'olio d'oliva, l'olio può, ovviamente, essere sostituito.

5' 10' * •

ESTATE

Pizzette di melanzane

Antipasto o snack inadatto per intolleranti a: ***pomodoro, nichel, latticini, sale, lieviti, benzoato di sodio, alginato di sodio, potassio sorbato.***

Ingredienti per 4 persone
2 melanzane rotonde (o un pacchetto di melanzane grigliate surgelate), 4 pomodori, 2 mozzarelle tagliate a tocchetti, sale, origano.

1. Tagliare le melanzane a fette di circa un centimetro e grigliarle leggermente in forno (oppure sgelare le melanzane surgelate).
2. Coprire la griglia del forno con un foglio di carta da forno e disporvi le fette di melanzana.
3. Disporre su ogni fetta qualche tocchetto di mozzarella, poi una fetta di pomodoro, un pizzico di sale e uno di origano.
4. Passare in forno e servirle calde.

Varianti
Se non c'è controindicazione per i grassi vegetali, sopra il pomodoro si può aggiungere un filo di olio extravergine d'oliva.

10' 20' * •

ESTATE

Involtini di zucchine

Snack o antipasto inadatto per intolleranti a: ***pesce, uovo, potassio sorbato.***

Ingredienti per 4 persone
6 grosse zucchine, 250 g di pesce fresco lessato in acqua leggermente salata (sgombro, merluzzo...) e disliscato, 5 cucchiai di maionese casalinga.

1. Tagliare le zucchine per il lungo, a fette di circa mezzo centimetro e grigliarle brevemente nel forno o sulla piastra.
2. Frullare nel mixer il pesce disliscato con la maionese casalinga, fino a ottenere una mousse.
3. Spalmare ogni fetta di zucchina con la mousse poi arrotolarla. Se occorre, fermare gli involtini con uno stuzzicadenti.
4. Servire a temperatura ambiente o freddi.

Varianti
Se non c'è intolleranza a sale, nichel o additivi che lo escludano, il pesce fresco può essere sostituito con tonno in scatola. Se non c'è intolleranza a latticini, sale, lieviti, benzoato di sodio, potassio sorbato, alginato di sodio, il ripieno può essere a base di formaggio fresco (tipo fioccolat o delissy) eventualmente insaporito con prezzemolo tritato.

20' 30' * ••

ESTATE

Insalata di melone, pomodori e menta

Insalata inadatta per intolleranti a: ***pomodoro, nichel, latticini, lieviti, benzoato di sodio, potassio sorbato, alginato di sodio.***

Ingredienti per 4 persone
230 g di melone, 230 g di pomodori da insalata, 180 g di cetrioli, 1/2 tazza di menta tritata fine, 280 g di yogurt naturale non dolcificato, sale e pepe nero.

1. Tagliare in due il melone ed estrarne la polpa a sfere con l'apposito utensile (oppure sbucciarlo e tagliarlo a cubetti).
2. Tagliare i pomodori a spicchi sottili.
3. Sbucciare e grattugiare i cetrioli.
4. Unire melone, pomodori e cetrioli in un'insalatiera.
5. Mescolare la menta con lo yogurt e versare sull'insalata.
6. Salare e pepare a piacere.
7. Servire con qualche foglia di menta per guarnizione.

40′ * ••

ESTATE

Pico de gallo

Insalata messicana inadatta per intolleranti a: ***pomodoro, nichel.***

Ingredienti per 4 persone
3 pomodori, 2 cipolle piccole, 1/2 avocado maturo, 1 peperoncino piccante (meglio se fresco), coriandolo fresco o prezzemolo, sale, olio extravergine d'oliva (o altra qualità).

1. Tritare le cipolle.
2. Tagliare a pezzetti i pomodori, l'avocado e il peperoncino (se fresco, altrimenti sbriciolarlo).
3. Tritare il coriandolo o il prezzemolo.
4. Unire tutti gli ingredienti e condire con sale e olio.

È molto difficile trovare in vendita dell'avocado maturo al punto giusto (senza che sia annerito all'interno). In genere conviene comprarlo un po' duro con qualche giorno di anticipo e finire di lasciarlo maturare in casa.

30′ * ••

ESTATE

Polpettone ligure

Antipasto o snack inadatto per intolleranti a: ***grassi vegetali, nichel, uovo, potassio sorbato, cipolla, patata, leguminose.***

Ingredienti per 4 persone
750 g di fagiolini verdi, 750 g di patate, 4 uova, 1 cipollina affettata, 4 cucchiai di olio, sale, pepe, una manciata di semi di sesamo.

1. Lessare separatamente i fagiolini mondati e le patate sbucciate.
2. Schiacciare gli ingredienti nel passapatate e insaporirli in padella con l'olio e la cipollina affettata e appena rosolata.
3. Salare e pepare.
4. Quando il composto è tiepido, aggiungere le uova intere e amalgamare bene.
5. Versarlo in una pirofila rivestita di carta da forno e spianarlo.
6. Decorare con i semi di sesamo e un filo di olio e passare il polpettone in forno caldo per circa mezz'ora. Si può servire caldo o freddo.

Varianti
Una versione meno saporita, che resta però vietata a chi non tollera l'uovo e le patate, si può preparare mescolando i fagiolini con le patate, le uova e un po' di cipolla tritata (eventualmente con il supporto aromatico di un po' di prezzemolo), rinunciando a rosolare la cipolla.

1h 30' * •

ESTATE

Tzaziki

Antipasto greco inadatto per intolleranti a: ***lieviti, latticini, benzoato di sodio, alginato di sodio.***

Ingredienti per 4 persone
3 cetrioli piccoli e sodi, 300 g di yogurt al naturale, 1 spicchio di aglio, 2 pizzichi di sale, basilico o menta per guarnire.

1. Sbucciare i cetrioli e grattugiarli in julienne.
2. Salarli leggermente e lasciarli riposare una mezz'ora.
3. Scolare il liquido rilasciato poi strizzarli bene con le mani.
4. Disporli in una ciotola, aggiungere lo spicchio d'aglio grattugiato più o meno fine (a seconda delle preferenze).
5. Unire lo yogurt e porre in frigorifero per un'ora.
6. Si serve freddo, guarnito con foglioline di menta o basilico, accompagnato da verdure crude, crostini di pane o fette di riso soffiato.

Varianti
Oltre che come antipasto, può essere un insolito ma piacevole accompagnamento per una fondue Bourgignonne. I cetrioli possono anche essere sbucciati solo parzialmente.

40' * •

Primi piatti

TUTTE LE STAGIONI

Riso bollito all'orientale

Primo o sostituto del pane inadatto per intolleranti a: ***riso.***

Ingredienti per 4 persone
2 tazze di riso, 3 tazze di acqua, poco sale.

1. Riunire riso, acqua e poco sale in una pentola capiente.
2. Porre la pentola su fiamma vivace e portare rapidamente a ebollizione.
3. Quando l'acqua bolle, ridurre la fiamma al minimo. In circa 20 minuti il riso dovrebbe essere diventato tenero.
4. Per una presentazione elegante, versare il riso bollito in tazze singole (o in uno stampo da budino) unte d'olio. Lasciar riposare per qualche minuto avvolto in uno strofinaccio, poi capovolgerlo.

Varianti
Il riso bollito all'orientale è molto adatto come accompagnamento (soprattutto per chi non può usare il pane) anche scondito, ma a scelta può essere insaporito con le salse che trovate nel relativo capitolo. Il riso bollito 'all'italiana' prevede invece una proporzione maggiore di acqua rispetto al riso, e a fine cottura va scolato. Per un condimento insolito, ma molto gustoso, si possono aggiungere poi in un'insalatiera, olio, della scorza di limone grattugiata (salvo intolleranza al limone) e una manciata di pinoli (a meno che non siano esclusi i grassi vegetali).

5' 20' ** •

PRIMAVERA

Consommé verde

Minestra adatta a tutti.

Ingredienti per 4 persone
1 broccolo, 2 carciofi, 1 carota, 2 finocchi, 1 porro, 300 g di piselli, acqua, olio, sale.

1. Mondare le verdure e tagliarle a pezzi. Porle in pentola e coprirle d'acqua.
2. Salare e lasciar cuocere finché sono tutte morbide.
3. Levare dal fuoco e frullare con un frullatore a immersione.
4. Servire con olio crudo a parte.

20' 40' * •

PRIMAVERA

Minestra con gocce d'uovo

Minestra inadatta per intolleranti a: ***uovo, pollo.***

Ingredienti per 4 persone
1 l di brodo di pollo (vedi brodo di carne), 2 uova, erbe aromatiche a piacere, sale, pepe.

1. In una casseruola, portare a ebollizione il brodo.
2. Sbattere le uova intere con un pizzico di sale e poco pepe appena macinato.
3. Versarle piano nel brodo bollente, mescolando in continuazione.
4. Aggiungere le erbe aromatiche tritate (facoltative).
5. Togliere dal fuoco e servire caldo.

3' 10' * ••

PRIMAVERA

Quadrettini di patate

Minestra inadatta per intolleranti a: ***patata, uovo, eventualmente frumento.***

Ingredienti per 6 persone
1 kg di patate, 4 uova, prezzemolo tritato, sale, pepe, noce moscata, 2 l di brodo di carne (o di pollo).

1. Lessare le patate, sbucciarle, schiacciarle.
2. Mescolarle con le uova sbattute, il prezzemolo, il sale, il pepe e la noce moscata.
3. Se occorre (ed è permesso), aggiungere un cucchiaio o due di farina per rendere l'impasto consistente.
4. Formare un rotolo, avvolgerlo in un telo e cuocerlo per un'ora nel brodo (lo stesso che verrà poi usato per la minestra).
5. Tolto dal fuoco, lasciarlo raffreddare sotto un peso per qualche ora.
6. Tagliare a fette, poi a cubetti.
7. Riportare a bollore il brodo, buttarvi i quadrettini di patate, lasciar bollire per 5 minuti e servire.

30' 1h+30' ** •

ESTATE

Spaghetti alle zucchine

Primo piatto inadatto per intolleranti a: ***frumento.***

Ingredienti per 4 persone
350 g di spaghetti, 4 zucchine, olio, pepe, 1 spicchio di aglio (facoltativo), acqua.

1. Mondare e lavare le zucchine e tagliarle a tocchetti.
2. Far bollire l'acqua con un po' di sale.
3. Buttare la pasta, e dopo un paio di minuti, nella stessa pentola, le zucchine a pezzi.
4. Nel frattempo, schiacciare lo spicchio d'aglio sul tagliere e strofinarlo sui piatti (o sulla terrina dove verrà servita la pasta).
5. Quando la pasta è cotta, scolarla.
6. Condire con olio e un po' di pepe appena macinato, mescolare bene e servire.

Varianti
La stessa pasta si può preparare con diverse qualità di verdura, a seconda del gusto e della stagione: carciofi (tagliati a striscioline e buttati nell'acqua prima della pasta), cavolfiore, broccoli, zucca, melanzane a tocchetti. Per coloro ai quali è permesso (salvo intolleranze a latticini, lieviti, sale, additivi), sta bene anche una grattugiata di parmigiano.

5' 15' * •

ESTATE

Pomodori ripieni di riso

Primo piatto o antipasto inadatto per intolleranti a: ***riso, pomodoro, nichel.***

Ingredienti per 4 persone
4 grossi pomodori maturi, 6 cucchiai di riso, erbe aromatiche a piacere, sale.

1. Tagliare la calotta superiore dei pomodori già lavati.
2. Scavare la polpa delle parti inferiori, in modo da ottenere 4 'coppette'. Conservare il liquido perso, lavorando su una ciotola.
3. Tritare la parte interna dei pomodori insieme con le erbe aromatiche (timo, maggiorana, menta) e mescolarla con il riso e due pizzichi di sale.
4. Disporre le coppette di pomodoro in una pirofila e versarvi il ripieno a cucchiaiate, riempendole per metà.
5. Bagnare il ripieno con il liquido conservato e un po' d'acqua.
6. Coprire ogni coppetta di pomodoro con la sua calotta.
7. Passare in forno caldo per circa 20 minuti. Il riso assorbirà il liquido rimasto nei pomodori, gonfiandosi fino a riempirli.

Varianti
Se non ci sono intolleranze ai grassi vegetali, sul ripieno si può versare un po' di olio e anche la pirofila può essere unta. In una versione più libera (salvo intolleranze a sale, lieviti, latticini e additivi), sul ripieno si può disporre una fettina di mozzarella.

20' 20' ** •

ESTATE

Rotolo di verdure

Primo piatto inadatto per intolleranti a: **uovo, grassi vegetali, nichel, frumento, eventualmente soia o riso.**

Ingredienti per 6 persone
Per la pasta: 300 g di farina, 3 uova, sale.
Per il ripieno: 6 dl di besciamella vegetale (vedi), 1 bustina di zafferano, 4 carote, 4 zucchine, basilico, 6 fiori di zucca.

1. Pulire le carote e le zucchine, poi tagliarle a fette trasversali sottilissime con l'aiuto di un pelapatate.
2. Lessare separatamente le verdure in acqua leggermente salata (2-3 minuti per le zucchine, 3-4 minuti per le carote, 1 minuto per i fiori di zucca), poi passarle subito sotto l'acqua fredda.
3. Preparare la besciamella vegetale, aggiungendovi una bustina di zafferano verso la fine.
4. Preparare la pasta con la farina, le uova, un pizzico di sale.
5. Stenderla in un unico strato in modo da formare un rettangolo e disporla su un tovagliolo grande.
6. Distribuire sulla pasta uno strato di besciamella, adagiarvi sopra le verdure scolate e asciugate e cospargere di basilico tritato.
7. Portare a ebollizione dell'acqua salata in una casseruola larga (tipo pesciera).
8. Formare un rotolo stretto con la pasta ripiena, poi avvolgerlo nello strofinaccio e legarlo ai due capi, come un salame.
9. Porre il rotolo nell'acqua bollente. Quando riprende il bollore, abbassare il fuoco e lasciar cuocere per un'ora.
10. Se si prepara in anticipo, si può lasciare il rotolo in acqua, poi riscaldarlo prima di servire.
11. Scolare il rotolo e tagliarlo a fette su un'asse.
12. Si può condire con olio crudo o con una salsa a scelta. Molto indicate la salsa di noci (noci frullate con sale, olio e un po' di maggiorana, poi diluita con un po' d'acqua di cottura) e il pesto (basilico, pinoli, aglio, olio, sale).

Varianti
Se c'è intolleranza ai grassi vegetali, ma non a latticini, lieviti e sale, la besciamella può essere sostituita con ricotta.

2h 1h *** ••

AUTUNNO

Riso con le patate

Minestra inadatta per intolleranti a: ***riso, patata.***

Ingredienti per 4 persone
1-2 patate, una tazza di riso da minestra, acqua o brodo vegetale, olio, sale, prezzemolo.

1. Sbucciare la patata e tagliarla a pezzi.
2. Metterla in pentola con l'acqua e poco sale (oppure il brodo).
3. Quando sale il bollore, unire il riso.
4. Lasciar cuocere finché il riso è morbido e le patate sono sfatte.
5. Aggiungere il prezzemolo tritato e mescolare.
6. Spegnere il fuoco, e servire caldo, con olio crudo.

10' 30' * •

AUTUNNO

Semolino in brodo di carne

Minestra inadatta per intolleranti a: ***frumento, carne di manzo.***

Ingredienti per 4 persone
1 l di brodo di carne (vedi), 4 cucchiai di semolino, olio.

1. Portare a ebollizione il brodo.
2. Aggiungere il semolino mescolando con una frusta per impedire che si formino grumi.
3. Quando la minestra comincia ad addensarsi, lasciar cuocere per altri 2 minuti, senza smettere di mescolare.
4. Servire caldo, con olio crudo a parte.

Varianti
Se piace, si può arricchire con la carne tritata utilizzata per preparare il brodo. Salvo intolleranze specifiche, il semolino si può preparare in alternativa con brodo vegetale, brodo di pollo, latte, latte di riso.

10' * •

AUTUNNO

Polenta

Primo piatto inadatto per intolleranti a: ***mais, nichel.***

Ingredienti per 4 persone
400 g di farina di mais, 1,5 l di acqua, un cucchiaio di sale grosso.

1. Mettere sul fuoco l'acqua, in un'ampia casseruola.
2. Salarla e portarla a ebollizione.
3. Versarvi a pioggia la farina di mais, mescolando con una frusta perché non si formino grumi.
4. Procedere mescolando spesso, con un cucchiaio di legno.
5. La polenta va fatta cuocere per circa un'ora, aggiungendo acqua se diventa troppo dura.
6. Versare in una zuppiera, poi scodellare su un'asse o un piatto di portata.

A seconda delle intolleranze specifiche, può essere accompagnata da latte, insalata, salsa di pomodoro, carni varie.

1h+15' * •

INVERNO

Zuppa di fagioli e orzo

Contorno inadatto per intolleranti a: ***malto/orzo, leguminose, nichel, cipolla.***

Ingredienti per 4 persone
1 cipolla, 2 carote, 1 confezione di preparato per minestrone toscano o simili (con fagioli e lenticchie in varie quantità), 1,5 l d'acqua (circa), orzo perlato a piacere, olio, sale, peperoncino.

1. La sera prima, mettere in ammollo i legumi in acqua tiepida.
2. Portare a bollore l'acqua, poi aggiungere le verdure affettate. Salare e unire il preparato per minestrone.
3. Aggiungere l'orzo nella quantità desiderata e lasciar cuocere per circa 1 ora e 1/2, controllando che non asciughi troppo (la metà del tempo se si usa una pentola a pressione).
4. Aggiustare di sale e servire caldo con olio crudo e peperoncino (o pepe) a parte.

Varianti
Se non c'è intolleranza ai grassi vegetali, le verdure possono essere rosolate brevemente. Poi si uniscono gli altri ingredienti e infine si copre il tutto con l'acqua. La cipolla si può sostituire con aglio. Invece del preparato per minestrone si possono usare altri legumi secchi a scelta, nelle proporzioni desiderate.

30' 1h+30' * •

INVERNO

Vellutata di cavolfiore

Minestra inadatta per intolleranti a: ***grassi vegetali, nichel.***

Ingredienti per 4 persone
1cavolfiore, 1 cipolla, 4 cucchiai di olio, 50 g di fiocchi d'avena (facoltativi), acqua o brodo casalingo, erba cipollina (facoltativa), sale, pepe.

1. Affettare la cipolla e spezzare grossolanamente il cavolfiore.
2. Rosolare brevemente la cipolla nell'olio, poi aggiungere il cavolfiore.
3. Lasciar insaporire per qualche minuto, poi coprire d'acqua o brodo e salare.
4. Cuocere a fuoco lento per 15 minuti poi (fuori dal fuoco) frullare il tutto.
5. Aggiungere i fiocchi d'avena e lasciar cuocere altri 10 minuti.
6. Guarnire con l'erba cipollina (o altra erba aromatica) appena tritata, pepe e olio crudo a parte.

Varianti
Se non c'è intolleranza ai latticini o al potassio sorbato, la vellutata si può preparare con burro invece che olio. In questo caso è utilizzabile anche da chi ha una reattività ai grassi vegetali o al nichel. La vellutata si può fare anche senza cipolla, oppure usando in alternativa porri o aglio. Oltre che con il cavolfiore, la stessa ricetta si può fare con zucchine, zucca, funghi (in questo caso è inadatta per chi è intollerante ai lieviti o al nichel).

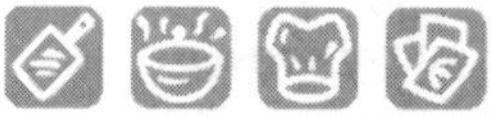

5′ 30′ * •

Secondi piatti

PRIMAVERA

Arrosto alle erbe

Secondo piatto inadatto per intolleranti a: ***carni.***

Ingredienti per 6 persone
1,2 kg di carne da arrosto, 2 spicchi di aglio, abbondanti erbe aromatiche fresche a scelta, 2 pizzichi di sale.

1. Riscaldare il forno a 220 gradi.
2. Pulire l'aglio e tagliarlo a bastoncini. Con un coltello affilato, praticare alcune incisioni profonde nell'arrosto e infilarvi i pezzi di aglio.
3. Su un foglio di carta da forno, sistemare le erbe aromatiche, a rametti. Molto indicate: menta, basilico, maggiorana, prezzemolo, erba cipollina, timo, mentuccia, salvia, germogli di carota.
4. Salare l'arrosto e avvolgerlo nelle erbe con la carta da forno. Chiudere quest'ultima e disporre l'arrosto in una pirofila.
5. Lasciar cuocere 50 minuti, poi eliminare la carta da forno e le erbe.
6. Dare ancora 20 minuti di cottura, abbassando il forno a 190 gradi.

Varianti
A seconda delle intolleranze, l'arrosto può essere fatto con qualsiasi carne. Arrosti di maggiori dimensioni richiedono una cottura più lunga (circa un'ora per ogni chilo di carne). La steccatura con l'aglio è particolarmente indicata per le carni di tacchino, agnello e maiale.

10' 70' * •••

PRIMAVERA

Bistecca alla tartara

Secondo piatto inadatto per intolleranti a: ***carne bovina, uovo, fruttosio (se nello stesso pasto si consuma altra frutta).***

Ingredienti per 4 persone
600 g di carne di manzo freschissima, appena macinata, 4 tuorli d'uovo, olio, limone, peperoncino in polvere, 2 manciate di capperi sotto sale, sale, prezzemolo, 2 uova sode, pepe.

1. Disporre la carne cruda in ciotole singole (oppure in un piatto di portata dal quale ciascuno si servirà).
2. Preparare una salsina emulsionando i tuorli delle uova sode con olio crudo, sale, peperoncino e un po' di limone spremuto.
3. Sciacquare, strizzare e tritare i capperi e il prezzemolo.
4. Preparare gli altri ingredienti, se occorre disponendoli su piattini o piccole ciotole, in modo che ciascuno possa condire la sua carne come preferisce.
5. Volendo, possono essere utilizzate altre salse casalinghe (per esempio quelle illustrate nel relativo capitolo.

La carne cruda, condita a piacere, non piace a tutti. Prima di servirla ad altri, conviene sempre informarsi.

20' * •••

PRIMAVERA

Pollo alle carote

Secondo piatto inadatto per intolleranti a: ***pollo, uovo, grassi vegetali (o latticini e potassio sorbato).***

Ingredienti per 4 persone
1 petto di pollo a fette tagliate e battute, 5 carote, 2 tuorli d'uovo, 3 cucchiai di olio (oppure di burro biologico), il succo di mezzo limone, sale e pepe.

1. In una padella antiaderente, rosolare le fette di pollo con l'olio (o il burro), salarle leggermente, poi metterle da parte su un piatto di portata.
2. Nella stessa padella, rosolare le carote tagliate a rondelle.
4. A parte, sbattere in una tazza l'uovo con il limone, il pepe e un pizzico di sale.
5. Quando le carote sono morbide, versarvi l'uovo sbattuto, spegnere subito il fuoco, mescolare rapidamente, versare il tutto sul pollo e servire.

10' 20' *** •

INVERNO

Kabob pakistani

Secondo piatto inadatto per intolleranti a: ***carne bovina, lieviti, latticini, cipolla, benzoato di sodio, alginato di sodio.***

Ingredienti per 6 persone
1 kg di polpa di manzo magra macinata fresca, cumino in polvere, peperoncino rosso frantumato, chiodi di garofano in polvere, cardamomo in polvere, pepe nero macinato, zenzero in polvere (una punta di cucchiaino ciascuno), 1 grossa cipolla tritata, un cucchiaio di yogurt al naturale, sale.

1. Amalgamare tutti gli ingredienti e formare delle polpettine sferiche (oppure crocchette di 7 cm di diametro e 2 cm di spessore).
2. Appoggiarle sulla piastra del forno e cuocerle col grill, 5 minuti per parte (a 7-8 cm dalla fonte di calore).
3. Servirle calde accompagnate da un'insalata verde e da riso bollito all'orientale (vedi ricetta a pag. 96).

15' 15' * •••

ESTATE

Pomodori ripieni

Secondo piatto o antipasto inadatto per intolleranti a: ***pesce, uovo, sale, oli, potassio sorbato.***

Ingredienti per 4 persone
6 pomodori perini maturi, 200 g di pesce lesso disliscato, una manciata di capperi sotto sale, erbe aromatiche fresche, 4 cucchiai di maionese casalinga.

1. Tagliare i pomodori per il lungo, salarli sulla parte tagliata e lasciarli scolare capovolti per circa un'ora.
2. Scavare i pomodori con un cucchiaino, ottenendo delle 'barchette' vuote.
3. Frullare grossolanamente nel mixer l'interno dei pomodori (ben strizzato) con il pesce disliscato, i capperi sciacquati e strizzati, le erbe aromatiche e un cucchiaio di maionese.
4. Disporre il ripieno così ottenuto nelle barchette. Guarnire con il resto della maionese e qualche foglia di basilico.
5. Tenere in frigorifero fino al momento di servire.

Varianti
In caso di intolleranza all'uovo, al potassio sorbato o agli oli, la maionese può essere eliminata. Se c'è intolleranza al sale, i capperi possono essere sostituiti con una dose maggiore di erbe aromatiche, ma il risultato non è altrettanto gustoso.

20′ 20′ * ••

ESTATE

Insalata di gamberi e avocado

Secondo piatto o antipasto inadatto per intolleranti a: ***pesce, uovo, sale, oli, additivi, fruttosio.***

Ingredienti per 4 persone
2 etti di gamberi al naturale sgocciolati, 5 filetti di triglia lessati rapidamente in acqua salata e spezzati, 2 uova sode (meglio se poco sode), 1 avocado e mezzo ben maturo a fettine, sale, molto prezzemolo tritato, il succo di 2 limoni, olio.

1. Riunire tutti gli ingredienti in un'insalatiera, condire e mescolare bene.
2. Si serve fredda.

Varianti
Se non c'è intolleranza a lieviti, sale e latticini, si può aggiungere un quarto di scamorza affumicata a dadini.

30′ ** •••

ESTATE

Polpettone di pesce

Secondo piatto o antipasto inadatto per intolleranti a: ***pesce, uovo, patata, oli, potassio sorbato.***

Ingredienti per 4 persone
400 g di patate, 250 g di pesce lessato e disliscato, una manciata di capperi sotto sale, erbe aromatiche fresche, 6 cucchiai di maionese casalinga, sale.

1. Lessare le patate, sbucciarle e passarle con lo schiacciapatate.
2. Frullare nel mixer il pesce, i capperi e le altre erbe.
3. Unire gli ingredienti e aggiungervi la maionese. Eventualmente aggiustare di limone e sale.
4. Formare un polpettone, volendo a forma di pesce, refrigerare poi tagliare a fette.
5. Si serve freddo, guarnito con fettine di limone e maionese.

Varianti
In caso di intolleranza all'uovo o ad altri suoi componenti, la maionese può essere eliminata, ma il risultato è meno gustoso.

20' 40' * ••

AUTUNNO

Carré di maiale al latte

Secondo piatto inadatto per intolleranti a: ***latticini, potassio sorbato, carne suina.***

Ingredienti per 4 persone
800 g di carré o lonza di maiale, 1,5 l di latte, 1 noce di burro biologico, sale.

1. In una casseruola antiaderente, far sciogliere dolcemente il burro.
2. Adagiarvi la carne e rosolarla su tutti i lati. Salare.
3. Aggiungere, un bicchiere alla volta il latte, cuocendo a fuoco dolce per circa un'ora.
4. Il latte va aggiunto via via che evapora e la carne va rigirata più volte, fino a fine cottura.

1h+20' ** ••

AUTUNNO

Pollo alla birra

Secondo piatto inadatto per intolleranti a: ***pollo, frumento, lieviti, malto/orzo, alcol etilico, fruttosio.***

Ingredienti per 4 persone
1 pollo a pezzi, 8 dl di birra chiara, sale, pepe.

1. Fiammeggiare i pezzi di pollo, lavarli e asciugarli.
2. Disporli in una capace casseruola e coprirli con la birra.
3. Aggiungere poco sale e pepe.
4. Accendere il fuoco e lasciar cuocere finché la birra avrà formato un sugo spesso, mescolando di tanto in tanto (con maggiore frequenza verso la fine).
5. La cottura va fatta senza coperchio.

Dovendo scaldare il pollo una volta pronto, basta aggiungere altra birra.

20' 1h * ••

TUTTE LE STAGIONI

Arrosto e patate senza grassi aggiunti

Secondo piatto inadatto per intolleranti a: ***carni, patate.***

Ingredienti per 6 persone
1,2 kg di carne da arrosto (va bene anche l'arrosto arrotolato), 2 pizzichi di sale.

1. Riscaldare il forno a 220 gradi.
2. Salare l'arrosto ed eventualmente guarnirlo con rosmarino, salvia o altri aromi.
3. Avvolgere l'arrosto in un pezzo adeguato di carta da forno. Sistemarlo in una pirofila e metterlo in forno.
4. Dopo mezz'ora, abbassare la temperatura del forno a 190 gradi.
5. Sbucciare le patate e tagliarle a pezzi.
6. Togliere la carta da forno, lasciando sgocciolare il sugo della carne all'interno della pirofila.
7. Disporre le patate intorno all'arrosto, girandole nel sugo, e lasciar cuocere per un'altra mezz'ora.

Varianti
Le patate non sono indispensabili. A seconda delle intolleranze, l'arrosto può essere fatto con qualsiasi carne: manzo, maiale, agnello, tacchino, pollo… Il pollo richiede una cottura più breve, mentre arrosti di maggiori dimensioni richiedono, ovviamente, una cottura più lunga (circa un'ora per ogni chilo di carne).

10' 70' * •••

TUTTE LE STAGIONI

Rifreddo di carni miste

Secondo piatto inadatto per intolleranti a: ***carni, patate, uovo.***

Ingredienti per 4 persone
500 g di carni miste a fette (tacchino, manzo, maiale), 3 uova, 2 patate lesse sbucciate, 3 pizzichi di sale.

1. In una teglia da plum cake (sottile, con i bordi alti), disporre le fette di carne alternate tra loro, a fette di patata lessa, a uova semplicemente rotte (non sbattute).
2. Dopo ogni uovo, aggiungere un pizzico di sale.
3. Coprire la teglia con alluminio e cuocere in forno (1 ora) o a vapore (1 ora e mezza).
4. Terminata la cottura, lasciar raffreddare.
5. Tenere in frigorifero fino al momento di servire, poi capovolgere su un piatto di portata.
6. Si serve tagliato a fette sottili.

15' 1h+30' ** •••

TUTTE LE STAGIONI

Manzo alla cipolla

Secondo piatto inadatto per intolleranti a: ***carne bovina, cipolla.***

Ingredienti per 4 persone
600 g di carne di manzo (o punta di vitello), 2 cipolle, 2 pizzichi di sale.

1. Tagliare le cipolle a pezzi e disporle sul fondo di una pesante casseruola.
2. Adagiarvi la carne e salarla leggermente.
3. Chiudere ermeticamente la casseruola e lasciar cuocere a fuoco dolce per 2 ore e mezza (un'ora e mezza se si usa la pentola a pressione), rivoltando la carne ogni mezz'ora.
4. A termine cottura, le cipolle saranno per lo più inutilizzabili, ma avranno dato sapore alla carne.

Salvo intolleranze al nichel e cipolla, le cipolle salvabili possono essere schiacciate e utilizzate come sugo per la carne.

10' 2h+30' ** •••

TUTTE LE STAGIONI

Roast-beef

Secondo piatto inadatto per intolleranti a: ***carne bovina, grassi vegetali (oppure latticini e potassio sorbato), frumento, lieviti.***

Ingredienti per 4 persone
1 kg di roast-beef o di controfiletto, 2 cucchiai di olio (o burro), 2 cucchiai di farina, 2 pizzichi di sale.

1. Scaldare il forno a 210 gradi.
2. Ungere la carne con olio o burro (a seconda delle intolleranze) e spolverarla di farina.
3. Appoggiarla sulla griglia del forno e lasciar cuocere per 10-15 minuti.
4. Abbassare la temperatura a 160 gradi e lasciar cuocere per altri 15-20 minuti.

Il roast-beef è pronto quando, premuto col dito, lascia uscire una 'lacrima', ovvero una goccia di sangue pallido.
Non va mai punto durante la cottura e va salato solo alla fine.

Varianti
In caso di intolleranza al frumento o ai lieviti, o ancora a grassi vegetali o a latticini e potassio sorbato, il roast-beef può essere cotto nello stesso modo, ma senza essere unto e infarinato.

5' 40' *** •••

TUTTE LE STAGIONI

Costata al sale

Secondo piatto inadatto per intolleranti a: ***carne bovina, sale.***

Ingredienti per 4 persone
1 costata di circa 500 g, 500 g di sale grosso.

1. In una teglia piccola, nella quale la costata sia contenuta in giusta misura, disporre uno spesso strato di sale.
2. Adagiarvi la carne, poi coprire col resto del sale.
3. Passare per 15-20 minuti in forno molto caldo, qualche minuto in più se si preferisce la carne più cotta, qualcuno in meno se si preferisce al sangue.
4. Liberare immediatamente la carne dal sale, tagliarla a fette di circa un centimetro, disporle su un piatto di portata e servire, accompagnata da olio o da salse a piacere.

Varianti
Chi è intollerante al sale può preparare una tagliata semplicemente scottando la costata in una padella senza grassi. Mentre cuoce (i tempi sono più o meno gli stessi), la carne va premuta sul fondo della padella. Poi si procede nello stesso modo.

2' 20' ** •••

TUTTE LE STAGIONI

Uova strapazzate alla cipolla

Secondo piatto inadatto per intolleranti a: ***uovo, cipolla, nichel.***

Ingredienti per 1 persona
2 uova, un quarto di cipolla, sale.

1. Tritare la cipolla.
2. Porre sul fuoco una piccola padella antiaderente con un cucchiaio di acqua.
3. Appena bolle, rompervi le uova, aggiungere un pizzico di sale e romperle con un cucchiaio di legno.
4. Aggiungere subito la cipolla tritata, mescolare e spegnere il fuoco.

Varianti
Chi è intollerante al nichel o alla cipolla può utilizzare carote o zucchine ridotte in julienne. L'uovo strapazzato è buonissimo anche senza verdure, servito su una fetta di pane tostato, di polenta abbrustolita o su una fetta di riso soffiato.

2′ 5′ ** •

INVERNO

Bollito misto

Secondo piatto inadatto per intolleranti a: ***carne bovina, pollo.***

Ingredienti per 8 persone
1 kg di muscolo di manzo o 1 kg di biancostato, 1 gallina, sale, un mazzetto di aromi (facoltativo), una cipolla e una carota (facoltative), acqua.

1. Riempire una grossa pentola con circa 6 l d'acqua.
2. Buttarvi la cipolla (eventualmente steccata con chiodi di garofano), la carota, il mazzetto di aromi, un cucchiaino di sale. Poi portare a ebollizione.
3. Aggiungere le carni e schiumare il brodo ogni volta che è necessario.
4. Quando le verdure cominciano a disfarsi, eliminarle.
5. Dopo due ore di cottura a fuoco molto lento, estrarre la gallina (un'ora se è un pollo).
6. Lasciar cuocere il manzo per un'altra ora. Servire caldo, accompagnato da salse a piacere (vedi il capitolo "Salse e condimenti" a pag. 80).

Con la pentola a pressione, i tempi di cottura sono dimezzati.
Il brodo che rimane può essere utilizzato in diverse preparazioni di cucina.

5′ 2h ** ••

PRIMAVERA

Frittata di carciofi

Secondo piatto inadatto per intolleranti a: ***uovo.***

Ingredienti per 4 persone
6 uova, 4 carciofi, sale.

1. Sbattere le uova in una ciotola con 2 pizzichi di sale.
2. Mondare i carciofi da tutte le parti dure e tagliare i cuori rimasti (e i gambi) a fette sottili.
3. Unirli alle uova e buttare il tutto in una padella antiaderente su fuoco vivo.
4. La padella deve essere veramente antiaderente e priva di graffi, altrimenti la frittata si attaccherà.
5. Dopo un minuto, coprire la padella con un coperchio adeguato e ridurre la fiamma al minimo.
6. Dopo 5-10 minuti (a seconda dello spessore della frittata), capovolgere il tutto su un coperchio, poi far scivolare di nuovo la frittata nella padella, per cuocerla sull'altro lato.
7. Alzare la fiamma per un minuto, abbassarla per altri 5 poi spegnere il fuoco.
8. Si può servire calda o a temperatura ambiente.

Varianti
Nello stesso modo si può procedere, a seconda del gusto, delle stagioni e delle eventuali intolleranze, per preparare qualsiasi frittata di verdure: zucchine, cipolle, pomodori, patate (a fette sottilissime, altrimenti vanno prima lessate brevemente), bietole, porri, erbe aromatiche sono le più gettonate. Se non c'è intolleranza ai grassi vegetali, la padella può essere unta, facilitando la riuscita.

15' 20' ** •

Dolci e dessert

TUTTE LE STAGIONI

Marmellata casalinga

Al posto delle marmellate industriali, inadatta per intolleranti a: ***zucchero, fruttosio, metabisolfito.***

Ingredienti per 4 persone
500 g di frutta di stagione, 500 g di zucchero, aromi (facoltativi): per esempio cannella, succo di limone, buccia d'arancia, stecca di vaniglia; acqua.

1. Lavare la frutta e tagliarla a pezzi.
2. Metterla sul fuoco, se necessario con un po' d'acqua. Quando è tenera, lasciarla asciugare un po'.
3. Aggiungere un peso di zucchero pari a quello della frutta, mescolare e alzare la fiamma.
4. Lasciar cuocere per il minor tempo possibile (tra 5 e 35 minuti). La marmellata è pronta quando, lasciata sgocciolare su un piattino, si coagula rapidamente.

La marmellata si può preparare con numerose varietà di frutta, con un procedimento pressoché identico.

Si conserva in vasi sterilizzati (fatti bollire per 15 minuti in una pentola d'acqua).
Si versa calda nei vasetti; questi ultimi si chiudono con tappo a vite e si capovolgono.

Varianti
Le marmellate di pere, kiwi, prugne non sono ammesse per intolleranti al nichel.

10' 1h ** •

TUTTE LE STAGIONI

Composta di frutta senza zucchero

Al posto delle marmellate industriali, inadatta per intolleranti a: ***fruttosio, metabisolfito.***

Ingredienti per 4 persone
500 g di frutta di stagione, aromi (facoltativi): per esempio cannella, succo di limone, buccia d'arancia, stecca di vaniglia; acqua.

Si procede come per la marmellata casalinga, lasciando cuocere più a lungo la frutta.
Data l'assenza di zucchero, non si conserva a lungo e conviene prepararla in piccole dosi e tenerla in frigorifero.
È ottima spalmata sulle fette (di pane, di riso soffiato) per la merenda e la prima colazione, unita allo yogurt o come farcitura per torte e crêpes.

10' 1h+30' ** •

TUTTE LE STAGIONI

Crêpes

Prima colazione, merenda o dessert, inadatte per intolleranti a: ***uovo.***

Ingredienti per 4 persone
125 g di farina di frumento (o 80 g di fecola di patate o di mais, a seconda delle intolleranze specifiche), 1 uovo, 1 presa di sale, 300 cc di latte (di soia o di riso in caso di intolleranza al latte vaccino).

1. Battere insieme gli ingredienti con la frusta fino a ottenere una pastella fluida ma non troppo liquida. Se occorre, aggiungere un po' di farina (o fecola).
2. Lasciar riposare la pastella per almeno un'ora (per la prima colazione si può preparare la sera prima, sbattendola di nuovo, brevemente, prima dell'uso).
3. Riscaldare una padella antiaderente (eventualmente unta con poco olio se non ci sono intolleranze specifiche) e versarvi la quantità di pastella necessaria a coprire come un velo il fondo.
4. Muovere la padella per distribuire meglio la pastella.
5. Dopo mezzo minuto, girare la crepe aiutandosi con una spatola e lasciarla cuocere brevemente sull'altro lato.

A seconda degli alimenti da ruotare, si possono farcire con zucchero, sciroppo d'acero, marmellata casalinga, composta di frutta senza zucchero (vedi ricetta a pag. 112) o con un ripieno salato a scelta.

5' 30' ** •

TUTTE LE STAGIONI

Ciambelline senza uova

Prima colazione o merenda inadatta per intolleranti a: ***frumento, lieviti, grassi vegetali, zucchero, alcol etilico, potassio sorbato, metabisolfito.***

Ingredienti per 6 persone
500 g di farina di frumento, mezzo bicchiere di vino bianco, mezzo bicchiere di olio, 200 g di zucchero, la scorza grattugiata di un limone, 2 prese di sale.

1. Mescolare la farina con metà dello zucchero e con il sale.
2. Formare la fontana e versarvi l'olio, il vino e la scorza di limone.
3. Amalgamare gli ingredienti e impastare per qualche minuto. La pasta deve risultare soda, quindi aggiungere eventualmente altra farina.
4. Raccoglierla a palla, avvolgerla nella pellicola trasparente e lasciarla riposare per circa mezz'ora.
5. Prenderne un po' alla volta e formare dei rotolini dello spessore di una matita. Tagliarli a pezzi lunghi circa 20 cm, chiuderli a ciambella e passarli nello zucchero.
6. Sistemare le ciambelle sulla placca del forno, rivestita di carta da forno.
7. Cuocere in forno già caldo (190 gradi) per circa 20 minuti.
8. Lasciarle raffreddare.

Si conservano bene in una scatola di metallo per biscotti.

50' 20' ** ••

Dolci e dessert

PRIMAVERA

Zabaglione

Dessert o merenda inadatta per intolleranti a: ***zucchero, uovo, lieviti, alcol etilico, potassio sorbato, metabisolfito, fruttosio.***

Ingredienti per 4 persone
6 tuorli d'uovo, 150 g di zucchero, 2 dl di vino bianco secco.

1. In una casseruola, montare a lungo i tuorli con lo zucchero, fino a ottenere un composto cremoso.
2. Poco alla volta, sempre mescolando, unire il vino e scaldare il composto a bagnomaria, mescolando continuamente finché si gonfia. È indispensabile impedire l'ebollizione, per non far 'impazzire' lo zabaglione.
3. Versarlo in una ciotola capace e servirlo tiepido, oppure porlo nel freezer per tre-quattro ore e mescolarlo di tanto in tanto perché si geli in modo uniforme.

10' 15' *** ••

PRIMAVERA

Sorbetto di ananas e fragole

Dessert o merenda inadatta per intolleranti a: ***zucchero, fruttosio, metabisolfito.***

Ingredienti per 4 persone
2 ananas da 300 g circa ciascuno, 150 g di fragole mondate, 50 g di zucchero di canna, 1 limone.

1. Tagliare a metà gli ananas nel senso della lunghezza.
2. Svuotarli con un cucchiaio e frullare la polpa con le fragole fino a ottenere una purea omogenea. Coprirla con il succo di limone.
3. A parte preparare uno sciroppo portando a ebollizione lo zucchero con 2 cucchiai di acqua.
4. Lasciar sobbollire per 2 minuti, raffreddare e incorporare alla frutta frullata.
5. Mettere il composto in freezer e girarlo di tanto in tanto, in modo che si geli in modo uniforme.
6. Dopo 3 ore, adagiare il sorbetto nei mezzi ananas e porli in freezer fino al momento di servire.

30' ** ••

PRIMAVERA

Salame di cioccolato

Dessert o merenda inadatta per intolleranti a: ***zucchero, uovo, nichel, latticini, potassio sorbato, riso.***

Ingredienti per 4 persone
60 g di zucchero, 3 tuorli e 1 uovo intero, 60 g di cacao amaro in polvere, 100 g di burro, 3 o 4 fette di riso soffiato.

1. Montare le uova con lo zucchero.
2. Unire il cacao, il burro morbido e le fette di riso sbriciolate.
3. Arrotolare il composto in un foglio di carta da forno e mettere in frigorifero a rassodare per almeno un'ora.
4. Si serve tagliato a fette, come un vero salame.

Varianti
Se non ci sono intolleranze ai grassi vegetali, si può aggiungere una manciata di mandorle a pezzi o pinoli. Se non ci sono intolleranze ad additivi e fruttosio, anche del cedro candito a dadini è un'aggiunta gradevolissima.

15' * ••

ESTATE

Dessert di banane

Dessert o merenda inadatta per intolleranti a: ***zucchero, fruttosio, grassi vegetali.***

Ingredienti per 4 persone
1 tazza di zucchero, 6 banane ben sode, 3 noci di cocco, acqua, sale.

1. Grattugiare la polpa fresca di noce di cocco (se ne dovrebbero ottenere circa 3 tazze), poi aggiungere al cocco una tazza e mezza di acqua calda.
2. Dopo mezz'ora, filtrare con un panno fitto e strizzarlo per estrarre tutto il sugo (ovvero la 'crema di cocco').
3. Mescolare lo zucchero con 2 cucchiai di acqua e cuocere a fuoco dolcissimo fino a ottenere uno sciroppo denso.
4. Sbucciare le banane e metterle in una casseruola alta. Coprirle con lo sciroppo e portare a bollore.
5. Aggiungere un pizzico di sale alla crema di cocco e versare anche questa sulle banane.
6. Continuare a cuocere a fuoco dolce finché il liquido è assorbito.
7. Togliere dal fuoco e servire le banane ben calde.

Varianti
Se non c'è intolleranza a latticini e potassio sorbato, le banane sono buonissime anche semplicemente rosolate brevemente nel burro e spolverate di zucchero bruno (ed eventualmente un po' di cannella).

30' 1h+30' *** ••

ESTATE

Sorbetto di frutta e yogurt

Dessert o merenda inadatta per intolleranti a: ***fruttosio, metabisolfito, lieviti, latticini, benzoato di sodio.***

Ingredienti per 4 persone
300-500 g di yogurt al naturale, 300-500 g di frutta a scelta (banane, fragole, pesche, albicocche, mela, melone…).

1. Pulire ed eventualmente sbucciare la frutta.
2. Tagliarla a pezzi nel bicchiere del frullatore.
3. Unirvi lo yogurt.
4. Frullare fino a ottenere un composto omogeneo.
5. Versare in 4 coppette e mettere in freezer per 2-3 ore.
6. Mescolare di tanto in tanto.

10′ * •

AUTUNNO

Torta di mandorle e spinaci

Dessert o merenda inadatta per intolleranti a: ***nichel, grassi vegetali, uovo, zucchero.***

Ingredienti per 4 persone
500 g di spinaci mondati, 200 g di mandorle, 3 uova, 200 g di zucchero, 1 presa di sale.

1. Lessare gli spinaci e strizzarli, poi tritarli finemente. Pelare e tritare finemente le mandorle.
2. Sbattere i tuorli d'uovo con lo zucchero, poi unire tutti gli altri ingredienti. Per ultimi gli albumi montati a neve.
3. Foderare una teglia con carta da forno, versarvi il composto e coprirlo con un altro foglio di carta da forno.
4. Cuocere in forno già caldo (200 gradi) per 45′.
5. Estrarre il dolce dalla teglia e spolverarlo con un cucchiaio di zucchero.

Varianti
Chi è intollerante allo zucchero o preferisce sapori più tradizionali può sostituire gli spinaci con 400 g di carote crude grattugiate e 3-400 g di mele cotte brevemente e schiacciate, ed eliminare completamente lo zucchero. In questa variante è molto indicato aggiungere anche la scorza grattugiata di un limone. Se non c'è intolleranza a frumento e lieviti, in entrambe le versioni si possono incorporare (prima degli albumi) 5 cucchiai di farina.

40′ 1h ** •

Composta di mele meringate

Dessert o merenda inadatta per intolleranti a: ***mela, metabisolfito, uovo, zucchero.***

Ingredienti per 4 persone
600 g di mele sbucciate, scorza di 1 limone, 1 bastoncino di cannella, 3 albumi d'uovo, 3 cucchiai di zucchero (o 2 cucchiaini di fruttosio o una quantità equivalente di dolcificante alternativo), 1 pizzico di sale, acqua, cannella in polvere.

1. Sbucciare le mele e tagliarle a pezzi in una casseruola.
2. Aggiungere circa mezzo litro d'acqua (di più se asciuga troppo in fretta), la scorza di limone a fettine e il bastoncino di cannella.
3. Lasciar cuocere le mele a fuoco dolce finché sono tenere e l'acqua si asciuga.
4. Aggiungere un cucchiaio di zucchero (facoltativo) e dare ancora qualche minuto di cottura.
5. Versare la composta in coppette da forno e lasciar raffreddare.
6. Riscaldare il forno a 150 gradi.
7. Montare a neve molto ferma gli albumi con il sale e lo zucchero rimasto.
8. Coprire ogni coppetta con un quarto della meringa.
9. Passare in forno per 10-15 minuti o finché la meringa sia dorata in superficie.
10. Spolverare la superficie di cannella.
11. Servire caldo, tiepido o freddo.

Varianti
Chi è intollerante allo zucchero può eliminarlo dalla composta e usare un dolcificante ammesso nella meringa. Anche senza meringa, le mele cotte (calde o fredde, a pezzi o frullate) sono spesso in grado di soddisfare il desiderio di dolci nelle diete in cui non è consentito lo zucchero.

20' 30' ** •

AUTUNNO

Dolce di castagne e azuki

Dessert o merenda inadatta per intolleranti a: ***fruttosio, leguminose, zucchero.***

Ingredienti per 4 persone
2 tazze di fagioli azuki, 2 tazze di zucchero, 1 tazza di castagne, 1 stecca di vaniglia, sale.

1. Tenere gli azuki a bagno in acqua fredda per almeno 8 ore.
2. Farli bollire con la stecca di vaniglia finché sono teneri, poi scolarli e frullarli nel mixer.
3. Nel frattempo lessare le castagne con un pizzico di sale, poi sbucciarle e passarle nello schiacciapatate.
4. Rimettere la purea di azuki sul fuoco per qualche minuto, mescolando ininterrottamente perché non bruci, per farla asciugare bene.
5. Aggiungere subito lo zucchero e mescolare finché è sciolto.
6. Unire le castagne alla purea di azuki, mescolare e lasciar raffreddare.
7. Disporre la purea in una teglia foderata di carta da forno e passarla in forno a 90 gradi per 45 minuti.

Varianti
Come il 'monte bianco', di cui questa è una versione più esotica, si può servire con panna montata (salvo intolleranze ai latticini).

30' 2h ** ••

INVERNO

Gelatina di arance

Dessert o merenda inadatta per intolleranti a: ***uovo, zucchero, pesce, fruttosio.***

Ingredienti per 4 persone
5 arance (il succo di tutte, la scorza grattugiata di una), 1 limone, 4 cucchiai di zucchero, 4 fogli di colla di pesce, 1 albume d'uovo.

1. Grattugiare la scorza di un'arancia e tenerla da parte.
2. Mettere a mollo in acqua la colla di pesce.
3. Spremere tutte le arance e il limone, filtrare il succo e scaldarlo a fuoco dolce in una casseruola.
4. A parte, montare a neve l'albume.
5. Unire tutti gli ingredienti al succo scaldato, compresa la scorza d'arancia.
6. Lasciar bollire dolcemente per 5 minuti, mescolando.
7. Filtrare il composto, versarlo in uno stampo per budini e passare in frigorifero per diverse ore, finché è completamente rappreso.

30' 10' *** •

INVERNO

Mele al forno

Dessert o merenda inadatta per intolleranti a: ***mela, fruttosio, metabisolfito.***

Ingredienti per 4 persone
4 mele renette, 4 cucchiai di composta di frutta senza zucchero (vedi), cannella.

1. Lavare le mele ed eliminarne il torsolo con un levatorsoli o un coltellino affilato.
2. Disporre le mele in una pirofila o in una teglia foderata con carta da forno.
3. Riempire il foro centrale con la composta di frutta (circa un cucchiaio ciascuna).
4. Spolverare di cannella e passare in forno per circa 15 minuti (la mela deve risultare tenera ma non sfatta).

Varianti
Se non c'è intolleranza allo zucchero, si può usare marmellata casalinga al posto della composta, oppure si possono spolverare le mele con un po' di zucchero. Se non c'è intolleranza ai grassi vegetali: mandorle, nocciole o pinoli tritati sono un'aggiunta gustosa. Se sono ammessi gli amaretti (salvo reattività a uovo, additivi, grassi vegetali), anche questi possono essere utilizzati nel ripieno. Nell'intolleranza al fruttosio (senza reattività a latticini e potassio sorbato), la mela può essere condita semplicemente con burro, zucchero, cannella ed eventualmente una scorzetta di limone.

15′ 15′ * •

INVERNO

Crema gelata di pere

Dessert o merenda inadatta per intolleranti a: ***fruttosio, metabisolfito, nichel.***

Ingredienti per 4 persone
4 pere mature, 2 limoni (succo e scorza).

1. Sbucciare le pere e frullarne la polpa insieme al succo di limone.
2. Unirvi la scorza grattugiata di limone.
3. Versare il frullato in 4 coppette.
4. Mezz'ora prima di servire, mettere le coppette in freezer in modo che il frullato si indurisca lungo i bordi.
5. Guarnire le coppette con pezzetti di frutta o con poca scorza di limone grattugiata.

Varianti
Gli intolleranti al nichel (e chiunque lo preferisca) può preparare la crema con 4 pesche o con un'analoga quantità di fragole o altra frutta di consistenza simile. Se non c'è intolleranza allo zucchero, se ne possono aggiungere 2 cucchiai al frullato. Se c'è, la crema può essere addolcita con un dolcificante consentito.

20′ ** •

Indice delle ricette

Bevande

Indice delle ricette

Appendice

Imparare il test DRIA per il recupero della tolleranza

I professionisti che utilizzano il test DRIA e la dieta per il recupero della tolleranza basata su questo test, hanno tutti seguito una formazione specifica e operano nel rispetto delle norme di attuazione indicate dalla SMA s.r.l., Servizi Medici Associati di Milano. Ogni centro dove si esegue il test DRIA è quindi autonomo, ma il coordinamento scientifico tra i professionisti è costante, al fine di garantire al pubblico un'omogeneità operativa tra le diverse strutture (in particolare, uniformità nell'interpretazione dei dati e rieducazione della tolleranza immunologica con diete di rotazione adeguate) e ai professionisti una forma di aggiornamento permanente.

Alla formazione sul test DRIA e sulla gestione delle intolleranze alimentari nelle patologie allergiche, da ipersensibilità e infiammatorie, possono accedere medici, nutrizionisti, dietologi e biologi nutrizionisti. L'accesso ad altri operatori della salute che si occupano di alimentazione in modo non istituzionale è consentito in casi particolari, previa approvazione da parte della SMA. La formazione, tenuta dal dottor Attilio Speciani, si articola in due corsi (base e avanzato, entrambi della durata di due giorni), complementari l'uno all'altro. Attualmente, per ciascun corso, il Ministero della Sanità riconosce ai partecipanti l'assegnazione di 11 Crediti ECM.
La formazione porta ad acquisire le seguenti capacità:
✓ Apprendimento dell'uso degli strumenti medicali idonei all'effettuazione del test DRIA.

✓ Interpretazione dei grafici e possibilità di comprenderli in relazione alla storia clinica, definendo le conseguenti indicazioni alimentari e nutrizionali.
✓ Comprensione e rispetto dei limiti e delle possibilità della metodica.
✓ Comprensione delle implicazioni giuridiche e legali connesse all'impiego di test non convenzionali, quindi uso di tali metodiche nel rispetto della legge e della deontologia professionale.
✓ Apprendimento delle modalità di intervento terapeutico teso al recupero della tolleranza immunologica attraverso le indicazioni nutrizionali e l'impiego delle preparazioni tollerogene a basso dosaggio, utilizzabili per alimenti e per additivi o conservanti o allergeni respiratori.
✓ Contatto con gli altri operatori che utilizzano la tecnica DRIA e che hanno sviluppato negli anni capacità operative specifiche.

Per l'iscrizione ai corsi e per altre informazioni ci si può rivolgere al Nobile Collegio Omeopatico OTI (Tel. 0863995932; 0863995933; fax 0863995760). L'iscrizione al corso base per l'apprendimento del test DRIA dà diritto a frequentare gratuitamente tutti i corsi del Nobile Collegio Omeopatico per l'anno in corso, compreso quindi anche il corso avanzato di test DRIA.
L'uso del marchio DRIA (marchio registrato) e l'inserimento negli elenchi degli utilizzatori è subordinato a specifica autorizzazione. Esiste una procedura standard per l'affiliazione scientifica con il centro pilota (le informazioni in merito possono essere richieste a SMA, Tel 0248008454, e-mail sma@enter.it, o a Driatec s.r.l., Tel. 02 95299113, Fax 0295341242 e-mail info@driatec.it), ma qualunque medico che abbia seguito la formazione può comunque eseguire il test, anche in assenza di affiliazione o di autorizzazione all'utilizzo del marchio DRIA, denominandolo in modo generico.